U0344825

全国高等医学院校护理学思维导图丛书 | 总主编：陈莉 高小玲

基础护理学

思维导图

JICHU HULIXUE SIWEI DAOTU

主　编　沙　琳　罗　玲

副主编　周燕知　王　艳

编　者　陆　靖　李　燕　李述宏　杨小芳
汪克丽　程吉英　高长燕　莫绍琴
王晓容　陈　艳　姚华勤　李　琼
叶江川　周利萍　陈　维　谭艳梅

西南大学出版社
国家一级出版社　全国百佳图书出版单位

图书在版编目（CIP）数据

基础护理学思维导图 / 沙琳，罗玲主编 . –– 重庆：西南大学出版社，2021.9

（全国高等医学院校护理学思维导图丛书 / 陈莉，高小玲总主编）

ISBN 978–7–5697–1007–6

Ⅰ . ①基… Ⅱ . ①沙… ②罗… Ⅲ . ①护理学 – 医学院校 – 教材 Ⅳ . ① R47

中国版本图书馆 CIP 数据核字 (2021) 第 156132 号

基础护理学思维导图

主　　编：沙　琳　罗　玲

副 主 编：周燕知　王　艳

责任编辑：杨光明　鲁　欣

责任校对：胡君梅

装帧设计：汤　立

排　　版：吴秀琴

出版发行：西南大学出版社（原西南师范大学出版社）

印　　刷：重庆紫石东南印务有限公司

幅面尺寸：185mm×260mm

印　　张：8.25

字　　数：360 千字

版　　次：2021 年 9 月第 1 版

印　　次：2021 年 9 月第 1 次印刷

书　　号：ISBN 978–7–5697–1007–6

定　　价：38.00 元

前 言

　　思维导图，英文是 The Mind Map，又叫心智导图，它简单却又很有效，是一种将思维形象化的方法，通过绘图的方式，运用线条、符号、词汇和关键词，形成发散式和节点式的结构形式，是一种实用性很强的思维工具。

　　《基础护理学思维导图》严格根据国家卫生和计划生育委员会"十三五"规划教材《基础护理学（第 6 版）》的内容，将思维导图工具运用于其中。本书包括环境、病人出入院护理、休息与活动、生命体征护理、冷热疗法、给药法、排泄、静脉输液输血、标本采集、疼痛病人护理、病情观察、临终护理等十六章内容。书中将每一个疾病的定义、病因、临床表现、辅助检查、护理诊断、护理措施等知识点均运用富有逻辑性的图示整体展现，把各级主题的关系用相互隶属与相关的层级图表现出来，把关键词和重点内容进行提炼并建立记忆链接，以一种新的彩色图示方式直观地展示每一章节的知识点内容，具有层次分明、高度组织性、便于记忆理解的特点，有助于使用者有效、快速、方便地获取基础护理学相关的核心重点内容。同时，书中每一章附有对应知识点的**练习题及参考答案，可通过扫描章首的二维码在线答题并核对答案，**能及时检验学习效果，进一步巩固对知识点的掌握。本书可供临床护理工作者、护理规培生、护理实习生、护理院校学生使用和参考，也可供教学培训、职称资格以及执业资格考试使用。

　　本书的编写得到赵庆华教授（重庆医科大学附属第一医院护理部主任），肖明朝教授（重庆医科大学附属第一医院副院长、重庆护理职业学院院长），甘秀妮教授（重庆医科大学附属第二医院护理部主任）和罗羽教授（陆军军医大学护理学院院长）等护理领域专家们的学术指导，切实提高了本书的专业水准，在此一并表示真诚的感谢。全体编者本着高度负责、团体至上的理念参与编写，但书中难免有不当之处，敬请广大使用者在阅读本书的过程中，提出宝贵的意见和建议。

2021 年 8 月

CONTENTS **目录**

第一章　环境 ························· 002
　　环境 ··························002

第二章　预防与控制医院感染 ········· 004
　第一节　医院感染 ················004
　第二节　清洁、消毒、灭菌 ··········006
　　物理灭菌的方法 ··············006
　　消毒灭菌的方法 ··············008
　　医院清洁、消毒、灭菌工作 ········010
　第三节　手卫生 ················012
　第四节　无菌技术 ··············014
　　概述及基本操作方法 ···········014
　　（续）基本操作方法 ···········016
　第五节　隔离技术 ··············018
　　隔离技术 ··················018
　　基本操作方法 ···············020

第三章　病人入院和出院的护理 ······· 022
　第一节　病人入院的护理 ···········022
　第二节　病人的卧位 ·············024
　第三节　运送病人法 ·············026
　第四节　病人出院的护理及人体力学在护理工作中的应用 ·······028

第四章　病人的安全与护士的职业防护 ··· 030
　第一节　病人的安全 ·············030

目录 CONTENTS

第二节　护士的职业防护 ……………………………………032

　　概述职业暴露及预防措施 ………………………………032

　　(续)常见护理职业暴露及预防措施 ……………………034

第五章　病人的清洁卫生 ……………………………… 036

第一节　病人的清洁卫生 …………………………………036

　　病人的清洁卫生(一) ……………………………………036

　　病人的清洁卫生(二) ……………………………………038

第二节　压力性损伤的预防与护理 ………………………040

第六章　休息与活动 …………………………………… 042

第一节　休息与睡眠 ………………………………………042

第二节　活动 ………………………………………………044

第七章　生命体征的评估与护理 ……………………… 046

第一节　体温的评估与护理 ………………………………046

第二节　脉搏的评估与护理 ………………………………048

第三节　血压的评估与护理 ………………………………050

第四节　呼吸的评估与护理 ………………………………052

　　正常呼吸、异常呼吸的评估及护理 ……………………052

　　促进呼吸功能的护理技术 ………………………………054

第八章　冷、热疗法 …………………………………… 056

第一节　冷、热疗法 ………………………………………056

第二节　冷疗方法 …………………………………………058

第三节　热疗方法 …………………………………………060

第九章　饮食与营养 ·························· 062

饮食与营养 ·························· 062

饮食与营养(一) ·························· 062

饮食与营养(二) ·························· 064

第十章　排泄 ·························· 066

第一节　排尿护理 ·························· 066

排尿的解剖与生理、评估及异常护理 ·························· 066

与排尿有关的护理技术 ·························· 068

第二节　排便护理 ·························· 070

排便护理(一) ·························· 070

排便护理(二) ·························· 072

第十一章　给药 ·························· 074

第一节　给药的基本知识 ·························· 074

第二节　口服给药法 ·························· 076

第三节　注射给药法 ·························· 078

注射给药法(一) ·························· 078

注射给药法(二) ·························· 080

第四节　雾化吸入法 ·························· 082

第五节　药物过敏试验法 ·························· 084

第六节　局部给药 ·························· 086

第十二章　静脉输液与输血 ·························· 088

第一节　静脉输液 ·························· 088

静脉输液(一) ·························· 088

静脉输液(二) ·························· 090

第二节　静脉输血 ………………………………………092

　静脉输血(一) …………………………………………092

　静脉输血(二) …………………………………………094

　静脉输血(三) …………………………………………096

第十三章　标本采集 …………………………… 098

　标本采集 ………………………………………………098

　　标本采集(一) ………………………………………098

　　标本采集(二) ………………………………………100

第十四章　疼痛病人的护理 ……………………… 102

　疼痛病人的护理 ………………………………………102

　　疼痛病人的护理(一) ………………………………102

　　疼痛病人的护理(二) ………………………………104

第十五章　病情观察及危重症病人的管理 …………… 106

　第一节　病情观察 ……………………………………106

　第二节　危重症病人的管理 …………………………108

　第三节　常用急救技术 ………………………………110

　　心肺复苏术(CPR) …………………………………110

　　洗胃法与人工呼吸器 ………………………………112

第十六章　临终护理 …………………………… 114

　第一节　临终关怀 ……………………………………114

　第二节　濒死与死亡 …………………………………116

　第三节　临终病人及家属的护理 ……………………118

　第四节　死亡后的护理 ………………………………120

后记 ……………………………………………… 122

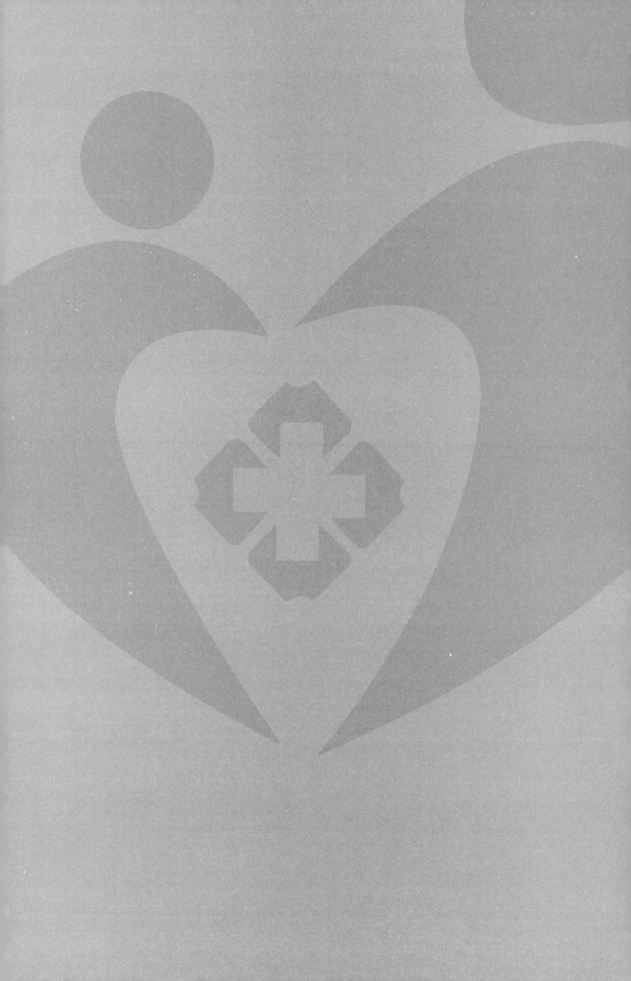

本章扫码做题

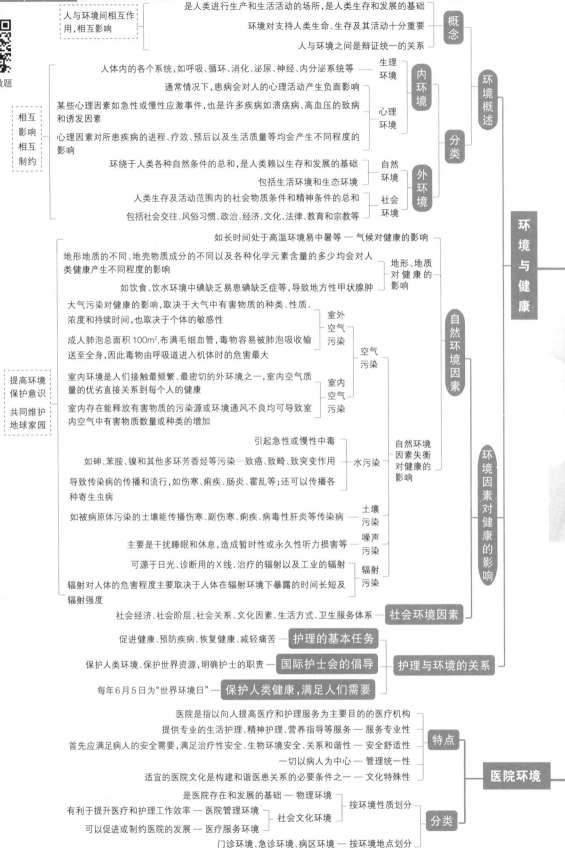

人与环境间相互作用,相互影响
- 是人类进行生产和生活活动的场所,是人类生存和发展的基础
- 环境对支持人类生命、生存及其活动十分重要
- 人与环境之间是辩证统一的关系 — 概念

相互影响 相互制约
- 人体内的各个系统,如呼吸、循环、消化、泌尿、神经、内分泌系统等 — 生理环境
- 通常情况下,患病会对人的心理活动产生负面影响
- 某些心理因素如急性或慢性应激事件,也是许多疾病如溃疡病、高血压的致病和诱发因素
- 心理因素对所患疾病的进程、疗效、预后以及生活质量等均会产生不同程度的影响 — 心理环境
  - 内环境
- 环绕于人类各种自然条件的总和,是人类赖以生存和发展的基础
- 包括生活环境和生态环境 — 自然环境
- 人类生存及活动范围内的社会物质条件和精神条件的总和
- 包括社会交往、风俗习惯、政治、经济、文化、法律、教育和宗教等 — 社会环境
  - 外环境

分类 — 环境概述

环境与健康

提高环境保护意识 共同维护地球家园

- 如长时间处于高温环境易中暑等 — 气候对健康的影响
- 地形地质的不同、地壳物质成分的不同以及各种化学元素含量的多少均会对人类健康产生不同程度的影响
- 如饮食、饮水环境中碘缺乏易患碘缺乏症等,导致地方性甲状腺肿 — 地形、地质对健康的影响
- 大气污染对健康的影响,取决于大气中有害物质的种类、性质、浓度和持续时间,也取决于个体的敏感性 — 室外空气污染
- 成人肺泡总面积 $100m^2$,布满毛细血管,毒物容易被肺泡吸收输送至全身,因此毒物由呼吸道进入机体时的危害最大 — 空气污染
- 室内环境是人们接触最频繁、最密切的外环境之一,室内空气质量的优劣直接关系到每个人的健康
- 室内存在能释放有害物质的污染源或环境通风不良均可导致室内空气中有害物质数量或种类的增加 — 室内空气污染
- 引起急性或慢性中毒
- 如砷、苯胺、镍和其他多环芳香烃等污染—致癌、致畸、致突变作用
- 导致传染病的传播和流行,如伤寒、痢疾、肠炎、霍乱等;还可以传播各种寄生虫病 — 水污染
- 如被病原体污染的土壤能传播伤寒、副伤寒、痢疾、病毒性肝炎等传染病 — 土壤污染
- 主要是干扰睡眠和休息,造成暂时性或永久性听力损害等 — 噪声污染
- 可源于日光、诊断用的X线、治疗的辐射以及工业的辐射
- 辐射对人体的危害程度主要取决于人体在辐射环境下暴露的时间长短及辐射强度 — 辐射污染
  - 自然环境因素失衡对健康的影响
  - 自然环境因素

- 社会经济、社会阶层、社会关系、文化因素、生活方式、卫生服务体系 — 社会环境因素

环境因素对健康的影响

- 促进健康、预防疾病、恢复健康、减轻痛苦 — **护理的基本任务**
- 保护人类环境、保护世界资源,明确护士的职责 — **国际护士会的倡导** — **护理与环境的关系**
- 每年6月5日为"世界环境日" — **保护人类健康,满足人们需要**

- 医院是指向人提高医疗和护理服务为主要目的的医疗机构
- 提供专业的生活护理、精神护理、营养指导等服务 — 服务专业性
- 首先应满足病人的安全需要,满足治疗性安全、生物环境安全、关系和谐性 — 安全舒适性
- 一切以病人为中心 — 管理统一性
- 适宜的医院文化是构建和谐医患关系的必要条件之一 — 文化特殊性
  - 特点

医院环境

- 是医院存在和发展的基础 — 物理环境
- 有利于提升医疗和护理工作效率 — 医院管理环境
- 可以促进或制约医院的发展 — 医疗服务环境
  - 社会文化环境
    - 按环境性质划分
- 门诊环境、急诊环境、病区环境 — 按环境地点划分
  - 分类

物理环境的调控

空间
- 每个病区设 30~40 张病床为宜
- 每间病室设 2~4 张病床或单床,尽量配备卫生间,床间距不得小于 1m

温度
- 普通病室保持在 18~22℃为宜
- 特殊病室(产房、新生儿室、老年病房、手术室)保持在 22~24℃为宜
- 室温过高 —— 使神经系统受到抑制,干扰消化和呼吸功能,不利于体热散发,影响体力恢复
- 室温过低 —— 使人畏缩、缺乏动力,肌肉紧张而产生不安,也会使人受凉

湿度(适宜的病室湿度为 50%~60%)
- 湿度过高 —— 蒸发作用减弱,可抑制排汗,感到潮湿、气闷、排尿量增加,肾脏负担加重
- 湿度过低 —— 空气干燥,人体蒸发大量水分,可引起口干舌燥、咽痛、烦渴等表现

通风
- 增加室内空气流通,改变室内温度和湿度
- 通风效果受通风面积(门窗大小)、室内外温差、通风时间及室外气流速度的影响
- 一般通风 30min 即可达到置换室内空气的目的

噪声(世界卫生组织规定)
- 白天较理想的噪声强度是 35~40dB
- 噪声强度在 50~60dB —— 干扰
- 长期处于 90dB 以上 —— 导致耳鸣、易怒、头痛、血压升高等
- 噪声强度 120dB 以上 —— 造成高频率的听力损害,甚至永久性失聪
- 医院工作人员应做到"四轻":说话轻、走路轻、操作轻、关门轻

光线
- 病室光源有自然光源和人工光源
  - 日光是维持人类健康的要素之一,日光的变化可减少病人与外界的隔离感
  - 病室必须备妥人工光源,满足夜间照明及保证特殊检查和治疗护理的需要

装饰
- 优美的环境使人感觉舒适愉快
- 按各病室的不同需求来设计并配备不同颜色,如儿科病室的床单和护士服使用暖色
- 按照防滑系数的不同,防滑等级分为
  - 1 级是指不安全,防滑系数小于 0.50,通常医院的防滑等级不应低于 1 级
  - 2 级是指安全,防滑系数 0.50~0.79,对于老人、儿童、残疾人等活动较多的室内场所,防滑等级应达到 2 级
  - 3 级是指非常安全,防滑系数不小于 0.80,对于室内易浸水的地面,防滑等级应达到 3 级

(续)医院环境 调控

社会文化环境的调控

人际关系
- 护患关系
  - 良好的护患关系有助于病人身心的康复
  - 护士的影响力明显大于病人,主要体现在语言、行为、情绪、工作态度
- 病友关系 —— 病区中的每个人都是社会环境中的一员,在共同的治疗康复生活中相互影响
- 医院规章制度 —— 如入院须知、探视制度、陪护制度等

门诊环境的调控
- 门诊设置和布局 —— 安静、舒适、整洁,体现医院对病人的人文关怀
- 门诊环境的管理 —— 预检分诊、组织候诊与就诊、治疗、消毒隔离、健康教育、保健门诊(充分体现"以病人为中心"的服务理念)

急诊环境的调控
- 急诊设置和布局 —— 宽敞明亮、空气流通、安静整洁、标志明显、路标清晰,夜间有明显灯光和快捷通畅的抢救通道
- 急诊环境的管理
  - 预检分诊 —— 要做到"一问、二看、三检查、四分诊"
  - 抢救物品准备 —— 做到"五定":定数量品种、定点安置、定专人保管、定期消毒灭菌、定期检查维修
  - 抢救工作
    - 配合抢救
      - 医生到达前,护士应根据病情做出初步判断,并立即实施必要的紧急处理,如进行人工呼吸等
      - 医生到达后,护士应立即汇报处理情况,正确执行口头医嘱,积极配合抢救,观察病情变化,做好抢救记录等
    - 留院观察 —— 一般病人的留观时间为 3~7d

病区环境的调控
- 病区设置和布局 —— 病区的环境应方便医护人员治疗及护理工作的开展
- 病区环境的管理 —— 要能体现对病人的人文关怀

医院感染:住院病人在医院内获得的感染,包括在住院期间发生的感染和在医院内获得出院后发生的感染,但不包括入院前已存在的或者入院时已处于潜伏期的感染。医院工作人员在医院内获得的感染也属医院感染 —— **定义**

在医疗机构或其科室的病人中,短时间内发生3例或以上同种同源感染病例的现象 —— 医院感染暴发

无明确潜伏期的感染,入院48h后发生的感染

有明确潜伏期的感染,自入院起超过平均潜伏期后发生的感染

本次感染直接与上次住院有关

在原有感染基础上出现其他部位新的感染,或在已知病原体基础上又分离出新的病原体的感染 —— 诊断标准

新生儿在分娩过程中和产后获得的感染

由于诊疗措施激活的潜在性感染,如疱疹病毒、结核杆菌等的感染

医务人员在医院工作期间获得的感染 —— 临床诊断依据

皮肤黏膜开放性伤口只有细菌定植而无炎症表现

由于创伤或非生物性因子刺激而产生的炎症表现

新生儿经胎盘获得(出生后48h内发病)的感染,如单纯疱疹、弓形体病等 —— 排除标准

病人原有的慢性感染在医院内急性发作

—— 概念

各种原因引起的病人在医院内遭受自身固有病原体侵袭而发生的医院感染 —— 内源性医院感染(又称自身医院感染)

各种原因引起的病人在医院内遭受非自身固有病原体侵袭而发生的医院感染 —— 外源性医院感染(又称交叉感染) —— 按病原体的来源分类

分为细菌感染、真菌感染、病毒感染、支原体感染、衣原体感染、寄生虫感染等

目前引起医院感染的病原体以细菌和真菌为主 —— 按感染病原体的种类分类

上呼吸道感染、下呼吸道感染、胸腔感染 — 呼吸系统

肾盂肾炎、尿道感染、无症状菌尿症 — 泌尿系统

胃肠炎、肝炎、腹腔感染 — 消化系统

骨髓炎、关节感染、椎间盘感染 — 骨和关节

颅内感染、椎管内脓肿 — 中枢神经系统

心内膜炎、心包炎、动脉感染、静脉感染 — 心血管系统

输血相关性肝炎、菌血症 — 血液

盆腔感染、外阴切口感染、前列腺炎 — 生殖系统

压力性损伤、疖、坏死性筋膜炎、乳腺炎、脐炎 — 皮肤与软组织

外科切口感染、深部切口感染 — 手术部位

口腔感染、咽炎、中耳炎、鼻窦炎、结膜炎 — 其他部位

多系统感染、多器官感染 — 多个部位 —— 按感染发生的部位分类

—— 分类

—— 概念与分类

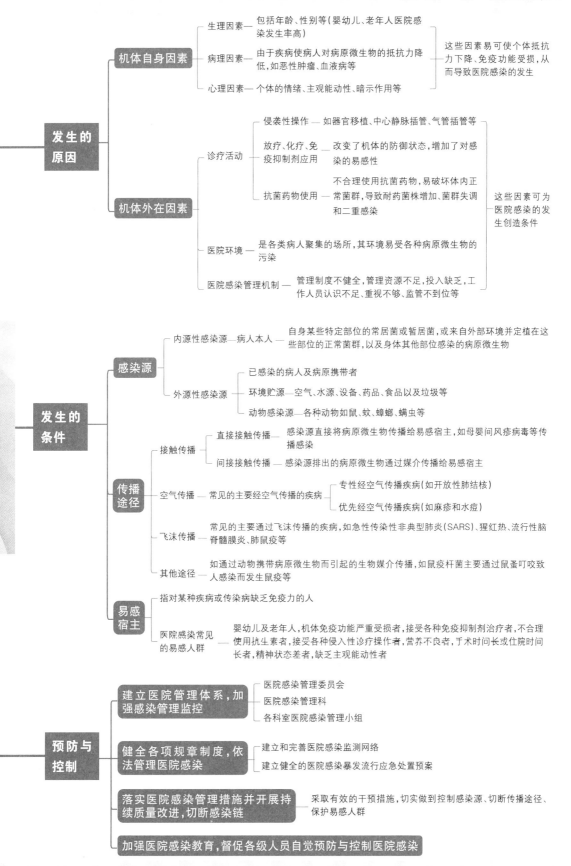

发生的原因
├─ 机体自身因素
│ ├─ 生理因素 — 包括年龄、性别等(婴幼儿、老年人医院感染发生率高)
│ ├─ 病理因素 — 由于疾病使病人对病原微生物的抵抗力降低,如恶性肿瘤、血液病等 ┐
│ └─ 心理因素 — 个体的情绪、主观能动性、暗示作用等　┘ 这些因素易可使个体抵抗力下降、免疫功能受损,从而导致医院感染的发生
│
└─ 机体外在因素
   ├─ 侵袭性操作 — 如器官移植、中心静脉插管、气管插管等
   ├─ 诊疗活动
   │ ├─ 放疗、化疗、免疫抑制剂应用 — 改变了机体的防御状态,增加了对感染的易感性
   │ └─ 抗菌药物使用 — 不合理使用抗菌药物,易破坏机体内正常菌群,导致耐药菌株增加、菌群失调和二重感染 ┐ 这些因素可为医院感染的发生创造条件
   ├─ 医院环境 — 是各类病人聚集的场所,其环境易受各种病原微生物的污染
   └─ 医院感染管理机制 — 管理制度不健全,管理资源不足,投入缺乏,工作人员认识不足、重视不够、监管不到位等

发生的条件
├─ 感染源
│ ├─ 内源性感染源 — 病人本人 — 自身某些特定部位的常居菌或暂居菌,或来自外部环境并定植在这些部位的正常菌群,以及身体其他部位感染的病原微生物
│ └─ 外源性感染源
│   ├─ 已感染的病人及病原携带者
│   ├─ 环境贮源 — 空气、水源、设备、药品、食品以及垃圾等
│   └─ 动物感染源 — 各种动物如鼠、蚊、蟑螂、螨虫等
├─ 传播途径
│ ├─ 接触传播
│ │ ├─ 直接接触传播 — 感染源直接将病原微生物传播给易感宿主,如母婴间风疹病毒等传播感染
│ │ └─ 间接接触传播 — 感染源排出的病原微生物通过媒介传播给易感宿主
│ ├─ 空气传播 — 常见的主要经空气传播的疾病
│ │ ├─ 专性经空气传播疾病(如开放性肺结核)
│ │ └─ 优先经空气传播疾病(如麻疹和水痘)
│ ├─ 飞沫传播 — 常见的主要通过飞沫传播的疾病,如急性传染性非典型肺炎(SARS)、猩红热、流行性脑脊髓膜炎、肺鼠疫等
│ └─ 其他途径 — 如通过动物携带病原微生物而引起的生物媒介传播,如鼠疫杆菌主要通过鼠蚤叮咬致人感染而发生鼠疫等
└─ 易感宿主
   ├─ 指对某种疾病或传染病缺乏免疫力的人
   └─ 医院感染常见的易感人群 — 婴幼儿及老年人,机体免疫功能严重受损者,接受各种免疫抑制剂治疗者,不合理使用抗生素者,接受各种侵入性诊疗操作者,营养不良者,手术时间长或住院时间长者,精神状态差者,缺乏主观能动性者

预防与控制
├─ 建立医院管理体系,加强感染管理监控
│ ├─ 医院感染管理委员会
│ ├─ 医院感染管理科
│ └─ 各科室医院感染管理小组
├─ 健全各项规章制度,依法管理医院感染
│ ├─ 建立和完善医院感染监测网络
│ └─ 建立健全的医院感染暴发流行应急处置预案
├─ 落实医院感染管理措施并开展持续质量改进,切断感染链 — 采取有效的干预措施,切实做到控制感染源、切断传播途径、保护易感人群
└─ 加强医院感染教育,督促各级人员自觉预防与控制医院感染

定义
清洁:指去除物体表面有机物、无机物和可见污染物的过程
清洗:指去除诊疗器械、器具和物品上污物的全过程
消毒:指清除或杀灭传播媒介上的病原微生物,使其达到无害化的处理
灭菌:指杀灭或清除医疗器械、器具和物品上的一切微生物的处理,并达到灭菌保证水平的方法

热力消毒灭菌法

干热法

　燃烧法
　　不需保存的物品的处理,如病理标本、尸体等;微生物实验室接种环、试管口的灭菌
　　急用某些金属器械(锐利刀剪禁用此法以免锋刃变钝)可在火焰上烧灼20s;搪瓷类容器可倒入少量95%以上的乙醇点火燃烧直至熄灭

　干烤法
　　利用专用密闭烤箱进行灭菌,适用于耐热、不耐湿、蒸汽或气体不能穿透物品的灭菌
　　温度和时间(根据物品种类和烤箱类型来确定)——150℃(2.5h);160℃(2h);170℃(1h);180℃(0.5h)
　　灭菌前预处理——物品应先清洁,玻璃器皿需保持干燥
　　物品包装适合——体积通常不超过10cm×10cm×20cm;油剂、粉剂厚度不超过0.6cm;凡士林纱布厚度不超过1.3cm
　　注意事项
　　　装载符合要求——高度不超过烤箱内腔高度的2/3;不与烤箱底部及四壁接触
　　　温度设定合理——充分考虑物品对温度的耐受力,按要求设定温度(有机物灭菌温度不超过170℃)
　　　准确计算灭菌时间——从达到灭菌温度时算起,中途不可打开烤箱放入新的物品
　　　灭菌后开启柜门——待温度降到40℃以下时方可进行
　　　监测灭菌效果——化学监测法、生物监测法和物理监测法

湿热法

　压力蒸汽灭菌法(效果最好)
　　下排气式压力蒸汽灭菌器
　　　首选用于微生物培养物、液体、药品、实验室废物和无孔物品的灭菌
　　　温度121℃,压力102.8~122.9kPa,敷料灭菌时间30min,器械20min
　　预排气压力蒸汽灭菌器
　　　首选用于管腔物品、多孔物品和纺织品等的灭菌
　　　灭菌器的参数——温度132℃时,压力184.4~210.7kPa;温度134℃时,压力201.7~229.3kPa——最短灭菌时间(4min)
　　注意事项
　　　安全操作——操作人员经专业培训合格后方能上岗
　　　包装合适——器械包重量不宜超过7kg,敷料包重量不宜超过5kg
　　　装载恰当——下排气式压力蒸汽灭菌法:物品体积不超过30cm×30cm×25cm,装载体积得不超过柜室容量的80%;预排气压力蒸汽灭菌法:物品体积不超过30cm×30cm×50cm,装填量不得超过柜室容量的90%,不小于10%
　　　密切观察——加热速度不宜过快,只有当柜室的温度达到要求时开始计算灭菌时间
　　　灭菌后卸载——物品温度降至室温,压力表在"0"位时取出物品,取出的物品冷却时间>30min
　　　监测灭菌效果——物理监测法、化学监测法、生物监测法、B-D试验(预排气灭菌器每日空载进行)

　煮沸消毒法(应用最早的消毒方法之一)
　　应用——适用于金属、搪瓷、玻璃、餐具,或其他耐湿、耐热物品的消毒
　　在1个标准大气压下,水的沸点是100℃,煮沸5~10min可杀灭细菌繁殖体,15min可杀灭多数细菌芽胞,某些细菌芽胞需要更长时间,如肉毒芽胞需煮沸3h才能杀灭
　　方法——物品刷洗干净后全部浸没在水中≥3cm,加热煮沸后维持≥15min,消毒时间从水沸后算起
　　注意事项
　　　消毒前总要求——使用软水;物品保持清洁;大小相同的容器不能重叠;器械轴节或容器盖子应打开;空腔导管腔内预先灌满水;放入总物品不超过容量的3/4
　　　根据物品性质决定放入水中的时间——如玻璃器皿、金属及搪瓷类物品通常冷水放入;如中途加入物品,则在第二次水沸后重新计时;橡胶制品用纱布包好,水沸后放入
　　　水的沸点受气压影响——一般海拔每增高300m,消毒时间需延长2min
　　　增强杀菌、去污防锈作用——碳酸氢钠加入水中,配成浓度为1%~2%的溶液,沸点可达到105℃
　　　消毒后应将物品及时取出置于无菌容器内,及时应用,4h内未用需重新煮沸消毒

（续）热力消毒灭菌法 — **（续）湿热法** — **其他**

- **低温蒸汽消毒法**
  - 是用较低温度杀灭物品中的病原菌或特定微生物
  - 可用于不耐高热的物品如内镜、塑料制品等的消毒，将蒸汽温度控制在73~80℃，持续10~15min进行消毒
  - 用于乳类、酒类消毒时又称巴氏消毒法，将液体加热到61.1~62.8℃，保持30min，或加热到71.7℃，保持15~16s
- **流动蒸汽消毒法**
  - 是在常压下用100℃的水蒸气消毒，相对湿度80%~100%，15~30min即可杀灭细菌繁殖体
  - 适用于医疗器械、器具和物品手工清洗后的初步消毒，餐饮具和部分卫生用品等耐热、耐湿物品的消毒

辐射消毒法

- **日光曝晒法**
  - **日光曝晒法**
    - 利用日光的热、干燥和紫外线作用达到消毒效果
    - 常用于床垫、被服、书籍等物品的消毒
  - **方法** — 将物品放在直射阳光下曝晒6h，并定时翻动，使物品各面均能受到日光照射

- **紫外线消毒法**
  - **紫外线消毒法**
    - 紫外线属于波长在100~400nm的电磁波，消毒使用C波紫外线波长为250~270nm，其中杀菌作用最强的波长为253.7nm
    - 紫外线可杀灭多种微生物，包括杆菌、病毒、真菌、细菌繁殖体、芽胞等
  - **杀菌机制**
    - ①作用于微生物的DNA，使菌体DNA失去转换能力而死亡
    - ②破坏菌体蛋白质中的氨基酸，使菌体蛋白光解变性
    - ③降低菌体内氧化酶的活性
    - ④使空气中的氧电离产生具有极强杀菌作用的臭氧
  - **方法**
    - 空气消毒
      - 首选紫外线空气消毒器
      - 紫外线消毒灯距离地面1.8~2.2m，数量≥1.5W/m³，照射时间不少于30min
    - 物品表面消毒
      - 最好使用便携式紫外线表面消毒器近距离移动照射
      - 采用紫外线灯悬吊照射，有效距离为25~60cm，物品充分暴露，消毒时间为20~30min
    - 液体消毒 — 采用水内照射法或水外照射法
  - **注意事项**
    - 保持灯管清洁 — 一般每周1次，用70%~80%乙醇布巾擦拭，如发现灰尘、污垢，应随时擦拭
    - 消毒环境合适 — 清洁干燥，电源电压为220V，空气适宜温度为20~40℃，相对湿度为40%~60%
    - 正确计算并记录消毒时间 — 紫外线的消毒时间须从灯亮5~7min后开始计时，若使用时间超过1000h，需更换灯管
    - 加强防护 — 紫外线对人的眼睛和皮肤有刺激作用，照射时人应离开房间，照射完毕应开窗通风
    - 定期监测 — 至少每年标定1次灯管照射强度
      主要应用物理、化学、生物监测法

- **臭氧消毒法**
  - **臭氧消毒法**
    - 臭氧在常温下为强氧化性气体，是一种广谱杀菌剂
    - 可杀灭细菌繁殖体、病毒、芽胞、真菌，并可破坏肉毒杆菌毒素
  - **方法**
    - 空气消毒 — 封闭空间内、无人状态下，臭氧浓度20mg/m³，作用30min
    - 水消毒 — 根据不同场所按厂家产品使用说明书要求使用
    - 物品表面消毒 — 密闭空间内臭氧浓度60mg/m³，作用60~120min
  - **注意事项**
    - 臭氧对人有毒，国家规定大气中臭氧浓度≤0.16mg/m³
    - 臭氧具有强氧化性，可损坏多种物品，且浓度越高对物品损坏越重
    - 温湿度、有机物、水的浑浊度、pH等多种因素可影响臭氧的杀菌作用
    - 空气消毒后开窗通风≥30min，人员方可进入室内

利用放射性核素 ^{60}Co 发射高能 γ 射线或电子加速器产生的 β 射线进行辐射灭菌 ── 定义

不耐热的物品如一次性医用塑料制品、食品、药品和生物制品等在常温下的灭菌 ── 适用范围

应用机械传送物品以防放射线对人体造成伤害
为增强 γ 射线的杀菌作用,灭菌应在有氧环境下进行
湿度越高,杀菌效果越好 ── 注意事项

电离辐射灭菌法(又称冷灭菌)

在特定的电场内,过氧化氢气体发生电离反应,形成包括电氢离子和自由电子(氢氧电子和二氧化氢电子)等的低密度电离气体云,具有很强的杀菌作用 ── 定义

不耐热、不耐湿的诊疗器械如电子仪器、光学仪器等的灭菌 ── 适用范围

过氧化氢作用浓度 >6mg/L, 灭菌腔壁温度 45~65℃, 灭菌周期 28~75min ── 灭菌参数

不适用的灭菌对象:吸收液体的物品或材料;由含纤维素的材料制成的物品或其他任何含木质纸浆的物品;一头闭塞的内腔;液体或粉末;一次性使用物品;植入物;不能承受真空的器械
装载之前,所有物品均需正确清洗和充分干燥,并使用专用包装材料和容器
灭菌包不叠放,不接触灭菌腔内壁
灭菌效果监测:物理监测法,化学监测法,生物监测法 ── 注意事项

过氧化氢等离子体灭菌法

物理消毒灭菌法

微波是一种频率高、波长短、穿透力强的电磁波,一般使用的频率是 2450MHz ── 定义

微波可以杀灭包括芽胞在内的所有微生物,常用于餐饮具的消毒 ── 适用范围

微波对人体有一定的伤害,应避免小剂量长期接触或大剂量照射
盛放物品时不用金属容器;物品高度不超过柜室高度的 2/3, 宽度不超过转盘周边,不接触装置四壁
微波的热效应需要有一定的水分,待消毒的物品应浸入水中或用湿布包裹
被消毒的物品应为小件或不太厚 ── 注意事项

微波消毒法

指用机械的方法,如冲洗、刷、擦、扫、抹、铲除或过滤等以除掉物品表面、水中、空气中及人畜体表的有害微生物,减少微生物数量和引起感染的机会 ── 定义

主要使室外空气通过孔隙小于 0.2μm 的高效过滤器以垂直或水平两种气流呈流线状流入室内,再以等速流过房间后流出 ── 层流通风法

将待消毒的介质,通过规定孔径的过滤材料,去除气体或液体中的微生物,但不能将微生物杀灭 ── 过滤除菌法

常用方法

机械除菌法

凡不适用于物理消毒灭菌的物品,都可以选用化学消毒灭菌法,如对病人的皮肤、黏膜、排泄物,及周围环境、光学仪器、金属锐器以及某些塑料制品的消毒 ── 使用范围

能使微生物的蛋白凝固变性,酶蛋白失去活性,或能抑制微生物的代谢、生长和繁殖 ── 消毒原理

杀菌谱广,有效浓度低,性质稳定,作用速度快,作用时间长,易溶于水
可在低温下使用;不易受有机物、酸、碱,及其他物理、化学因素的影响
无刺激性和腐蚀性;不引起过敏反应;无色、无味、无臭,毒性低,且使用后易于去除残留药物
不易燃烧和爆炸;用法简便、价格低廉、便于运输等 ── 理想的化学消毒剂应具备的条件

化学消毒灭菌法

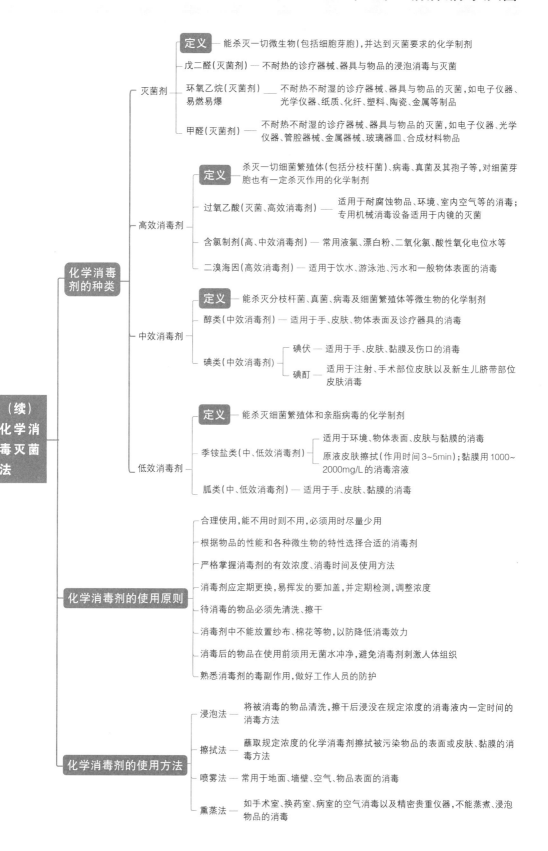

（续）
化学消毒灭菌法

化学消毒剂的种类

灭菌剂
- **定义** — 能杀灭一切微生物(包括细胞芽胞),并达到灭菌要求的化学制剂
- 戊二醛(灭菌剂) — 不耐热的诊疗器械、器具与物品的浸泡消毒与灭菌
- 环氧乙烷(灭菌剂)
  易燃易爆 — 不耐热不耐湿的诊疗器械、器具与物品的灭菌,如电子仪器、光学仪器、纸质、化纤、塑料、陶瓷、金属等制品
- 甲醛(灭菌剂) — 不耐热不耐湿的诊疗器械、器具与物品的灭菌,如电子仪器、光学仪器、管腔器械、金属器械、玻璃器皿、合成材料物品

高效消毒剂
- **定义** — 杀灭一切细菌繁殖体(包括分枝杆菌)、病毒、真菌及其孢子等,对细菌芽胞也有一定杀灭作用的化学制剂
- 过氧乙酸(灭菌、高效消毒剂) — 适用于耐腐蚀物品、环境、室内空气等的消毒;专用机械消毒设备适用于内镜的灭菌
- 含氯制剂(高、中效消毒剂) — 常用液氯、漂白粉、二氧化氯、酸性氧化电位水等
- 二溴海因(高效消毒剂) — 适用于饮水、游泳池、污水和一般物体表面的消毒

中效消毒剂
- **定义** — 能杀灭分枝杆菌、真菌、病毒及细菌繁殖体等微生物的化学制剂
- 醇类(中效消毒剂) — 适用于手、皮肤、物体表面及诊疗器具的消毒
- 碘类(中效消毒剂)
  - 碘伏 — 适用于手、皮肤、黏膜及伤口的消毒
  - 碘酊 — 适用于注射、手术部位皮肤以及新生儿脐带部位皮肤消毒

低效消毒剂
- **定义** — 能杀灭细菌繁殖体和亲脂病毒的化学制剂
- 季铵盐类(中、低效消毒剂) — 适用于环境、物体表面、皮肤与黏膜的消毒 / 原液皮肤擦拭(作用时间3~5min);黏膜用1000~2000mg/L的消毒溶液
- 胍类(中、低效消毒剂) — 适用于手、皮肤、黏膜的消毒

化学消毒剂的使用原则
- 合理使用,能不用时则不用,必须用时尽量少用
- 根据物品的性能和各种微生物的特性选择合适的消毒剂
- 严格掌握消毒剂的有效浓度、消毒时间及使用方法
- 消毒剂应定期更换,易挥发的要加盖,并定期检测,调整浓度
- 待消毒的物品必须先清洗、擦干
- 消毒剂中不能放置纱布、棉花等物,以防降低消毒效力
- 消毒后的物品在使用前须用无菌水冲净,避免消毒剂刺激人体组织
- 熟悉消毒剂的毒副作用,做好工作人员的防护

化学消毒剂的使用方法
- 浸泡法 — 将被消毒的物品清洗,擦干后浸没在规定浓度的消毒液内一定时间的消毒方法
- 擦拭法 — 蘸取规定浓度的化学消毒剂擦拭被污染物品的表面或皮肤、黏膜的消毒方法
- 喷雾法 — 常用于地面、墙壁、空气、物品表面的消毒
- 熏蒸法 — 如手术室、换药室、病室的空气消毒以及精密贵重仪器,不能蒸煮、浸泡物品的消毒

消毒、灭菌方法的分类

- 灭菌法 —— 杀灭一切微生物包括细菌芽胞以达到灭菌保证水平的方法
- 高水平消毒法 —— 杀灭一切细菌繁殖体包括分枝杆菌、病毒、真菌及其孢子和绝大多数细菌芽胞的方法
- 中水平消毒法 —— 杀灭除细菌芽胞以外的各种病原微生物包括分枝杆菌的方法
- 低水平消毒法 —— 只能杀灭细菌繁殖体(分枝杆菌除外)和亲脂病毒的消毒方法

消毒、灭菌方法的选择原则

根据物品污染后导致感染的风险高低选择相应的消毒或灭菌方法

- 高度危险性物品 —— 如手术器械、穿刺针、腹腔镜、活检钳、脏器移植物等,使用前必须灭菌
- 中度危险性物品 —— 如胃肠道内镜、气管镜、喉镜、体温表、呼吸机管道、压舌板等 使用前选择高水平或中水平消毒,菌落总数应≤20CFU/件,不得检出致病性微生物
- 低度危险性物品 —— 如听诊器、血压计等;病床围栏、床面以及床头柜、被褥;墙面、地面;痰盂和便器等 使用前选择中、低水平消毒法或保持清洁,菌落总数应≤200CFU/件,不得检出致病性微生物

根据物品上污染微生物种类、数量选择消毒或灭菌方法

- 对受到致病菌芽胞、真菌孢子、分枝杆菌和经血传播病原体污染的物品,选用灭菌法或高水平消毒法
- 对受到真菌、亲水病毒、螺旋体、支原体、衣原体等病原微生物污染的物品,选用中水平以上的消毒法
- 对受到一般细菌和亲脂病毒等污染的物品,可选用中水平或低水平消毒法
- 杀灭被有机物保护的微生物时,或消毒物品上的微生物污染特别严重时,应加大消毒剂的剂量和(或)延长消毒时间

根据消毒物品的性质选择消毒或灭菌方法
参见本章第二节"消毒灭菌的方法"

根据是否有明确感染源选择消毒类型

- 预防性消毒 —— 指在未发现明确感染源的情况下,为预防感染的发生对可能受到病原微生物污染的物品和场所进行的消毒
- 疫源地消毒
  - 随时消毒 —— 指疫源地内有传染源存在时进行的消毒,目的是及时杀灭或去除传染源所排出的病原微生物
  - 终末消毒 —— 指传染源离开疫源地后进行的彻底消毒

[消毒合格标准为自然菌的消亡率≥90%]

医院环境清洁、消毒

环境空气

- I 类
  - 洁净手术室 —— 符合 GB 50333 要求的 CFU/平皿,≤150CFU/m³(空气平均菌落数);≤5CFU/m²(物品表面平均菌落数)
  - 其他洁净场所(如骨髓移植病房) —— ≤4.0CFU/平皿(30min),≤150CFU/m³(洁净手术室);≤5CFU/m²(物品表面平均菌落数)
- II 类(非洁净手术室、产房、烧伤病区、重症监护室、新生儿等) —— ≤4.0CFU/平皿(15min)(空气平均菌落数);≤5CFU/m²(物品表面平均菌落数)
- III 类(母婴同室、血液透析室、普通住院病区等) —— ≤4.0CFU/平皿(5min)(空气平均菌落数);≤10CFU/m²(物品表面平均菌落数)
- IV 类(普通门急诊及其检查、治疗室,感染性疾病科门诊及病区) —— 空气、物品表面平均菌落数标准同III类

环境表面

- 环境物品表面、地面应保持清洁,不得检出致病性微生物
- 地面消毒 —— 用400~700mg/L有效氯的含氯消毒液擦拭,作用30min
- 物体表面消毒 —— 物体表面消毒方法同地面,或用1000~2000mg/L季铵盐类消毒液擦拭

医院日常的清洁、消毒、灭菌

被服类清洁、消毒

- 清洗、消毒方法
  - 包括全院病人衣服和床上用品,医务人员的工作服帽和值班被服的清洁消毒,主要在洗衣房进行
  - 感染病人的被服应专机洗涤,消毒洗衣粉溶液洗涤30~60min,然后用清水漂净
  - 甲类及按甲类管理的乙类传染病病人的衣服应先用压力蒸汽灭菌后,再送洗衣房洗涤或烧毁

饮水、茶具、餐具和卫生洁具等清洁、消毒

- 饮水符合国家饮用水标准,细菌总数<100个/mL,大肠杆菌数<3个/1000mL
- 病人日常使用的茶具、餐具要严格执行一洗,二涮,三冲,四消毒,五保洁的工作程序
- 重复使用的痰杯、便器等分泌物和排泄物盛具需清洗、消毒后干燥备用
- 抹布、地巾、拖布(头)等洁具应分区使用,清洗后再浸泡消毒30min,冲净消毒液后干燥备用

皮肤和黏膜消毒

- 皮肤消毒 —— 指杀灭或清除人体皮肤上的病原微生物并达到消毒要求
  - 消毒剂未用前菌落总数≤10CFU/mL(g),使用中菌落总数≤50CFU/mL(g),无论何时均不得检出致病菌,霉菌和酵母菌≤10CFU/mL(g)
- 黏膜消毒 —— 指杀灭或清除口腔、鼻腔、阴道及外生殖器等黏膜病原体微生物的过程,并达到消毒要求

- **医院日常的清洁、消毒、灭菌(续)**
  - **器械物品的的清洁、消毒、灭菌**
    - 进入人体组织、无菌器官的医疗器械、器具和物品必须达到灭菌水平
    - 接触皮肤、黏膜的医疗器械、器具和物品必须达到消毒水平
    - 各种用于注射、穿刺、采血等有创操作的医疗器具必须一用一灭菌
    - 灭菌后的器械物品不得检出任何微生物;消毒后要求不得检出致病性微生物
    - 对试验微生物的杀灭率≥99.9%,对自然污染的微生物杀灭率≥90%
    - 使用中的消毒液染菌量≤100CFU/mL;消毒后的内镜,细菌总数≤20CFU/件,不得检出致病性微生物
  - **医院污物、污水的处理**
    - 医院污物的处理(应分类收集) —— 黄色污物袋装医疗垃圾;黑色污物袋装生活垃圾;损伤性废物置于医疗废物专用的黄色锐器桶(盒)
    - 医院污水的处理 —— 医院污水经预处理和消毒后,最终排入城市下水道网络,污泥作农田肥料

- **消毒供应中心(室)工作**
  - **消毒供应中心** —— 是医院内承担各科室所有重复使用诊疗器械、器具、物品的清洗消毒、灭菌以及灭菌物品供应的部门,是预防和控制医院感染的重要科室
  - **消毒供应中心的设置**
    - 建筑原则 —— 应遵循医院感染预防与控制的原则,遵守国家法律法规对医院建筑和职业防护的相关要求
    - 基本要求 —— 周围环境应清洁、无污染源;区域相对独立;内部通风、采光良好,气体排放和温度、湿度控制符合要求等
  - **消毒供应中心的布局**
    - 工作区域
      - 去污区 —— 为污染区域,用于对重复使用的诊疗器械、器具和物品进行回收、分类、清洗、消毒(包括运输器具的清洗消毒等)
      - 检查包装及灭菌区 —— 为清洁区域,用于对已去污的诊疗器械、器具和物品进行检查、装配、包装及灭菌(包括敷料制作等)
      - 灭菌物品存放区 —— 为清洁区域,用于对已灭菌物品的存放、保管和发放;一次性用物应设置专门区域存放
      - {各区域标志明显、界限清楚、通行路线明确}
    - 辅助区域 —— 包括工作人员的更衣室、值班室、办公室、休息室、卫浴间等
  - **消毒供应中心的工作内容**
    - 回收
      - 应对临床使用过的、需重复使用的诊疗器械、器具和物品集中进行回收
      - 回收工具每次使用后应清洁、消毒,干燥备用
    - 清洗消毒
      - 清洗方法包括机械清洗和手工清洗
      - 清洗步骤包括冲洗、洗涤、漂洗、终末漂洗
      - 对于被朊毒体、气性坏疽及突发原因不明的传染病病原体污染的诊疗物品应先消毒灭菌,再进行清洗
      - 清洗后的器械、器具和物品应进行消毒处理,首选机械湿热消毒
      - {灭菌前准备的一个重要环节}
    - 干燥、检查与保养
      - 首选干燥设备根据物品性质进行干燥处理;不应使用自然干燥法进行干燥
      - 对干燥后的每件器械、器具和物品进行检查,保证功能完好无损毁
      - 器械保养时根据不同特性分类处理,如橡胶类物品应防粘连等
    - 包装 —— 包括装配、包装、封包、注明标识等步骤,器械与敷料应分室包装
    - 装载、灭菌及卸载
      - 装载时标识应注明灭菌时间、灭菌器编号、灭菌批次、科室名称、灭菌包种类等,标识应具有追溯性
      - 根据物品的性质选择适宜有效的灭菌方法,尽量将同类物品同锅灭菌
      - 灭菌后按要求卸载,并且待物品冷却,检查包外化学指示物变色情况以及包装的完整性和干燥情况
    - 储存与发放
      - 灭菌后物品应分类、分架存放于无菌物品存放区
      - 物品存放架或柜应距地面高度≥20cm,离墙≥5cm,距天花板≥50cm
      - 物品放置应固定位置、设置标识,定期检查、盘点、记录,在有效期内发放
      - 发放时有专人专窗,或者按照规定线路由专人、专车或容器加防尘罩去临床科室发放
      - 接触无菌物品前应先洗手或将手消毒;无菌物品的发放遵循先进先出的原则,确认无菌物品的有效性
      - 发放记录应具有可追溯性;发放无菌物品的运送工具应每日清洁处理,干燥存放;有污染时应消毒处理,干燥后备用
    - 相关监测
      - 应安排人员专门负责质量监测
      - 根据要求定期对清洁剂、消毒剂、洗涤用水、润滑剂、包装材料等进行质量检查
      - 定期进行监测材料的质量检查;对清洗消毒器、超声清洗器、灭菌器等进行日常清洁和检查
      - 根据灭菌器的类型对灭菌效果分别进行检查
  - **消毒供应中心的管理**
    - 在主管院长或其相关职能部门的直接领导下开展工作,由多部门协同管理,以保障消毒供应中心的工作需要,确保医疗安全
    - 建立健全的相关管理制度(如岗位职责、操作规程、职业安全防护等)和突发事件的应急预案
    - 根据工作量及岗位需求合理配备具有执业资格的护士、消毒员和其他工作人员

手卫生:为保障病人安全、提高医疗质量,防止交叉感染,医院应加强手卫生的规范化管理,提高手卫生的依从性 ── **定义**
医务人员手卫生规范(WS/T—313—2009)是医疗机构在医疗活动中管理和规范医务人员手卫生的行动指南

是医务人员洗手、卫生手消毒和外科手消毒的总称 ── **手卫生**
指医务人员用肥皂(或皂液)和流动水洗手,去除手部皮肤污垢、碎屑和部分致病菌的过程 ── **洗手**
指医务人员用速干手消毒剂揉搓双手,以减少手部暂居菌的过程 ── **卫生手消毒** ── **基本概念**
指外科手术前医务人员用肥皂(或皂液)和流动水洗手,再用手消毒剂清除或者杀灭手部暂居菌和减少常居菌的过程 ── **外科手消毒**

医院应根据《医务人员手卫生规范》制定相应的手卫生制度,并严格执行 ── 制定手卫生制度
手卫生设施是手卫生措施实施的物质基础,有效、便捷的手卫生设施可以有效提高手卫生的依从性 ── 配备手卫生设施
掌握必要的手卫生知识和技能,提高其无菌观念和自我保护意识,保证手卫生的效果 ── 定期开展培训 ── **手卫生管理** ── **概述**
对照WHO提出"手卫生的五个重要时刻"(接触病人前;进行无菌操作前;接触体液后;接触病人后;接触病人周围环境后)开展对医务人员的指导与监督 ── 加强监督指导
卫生手消毒后,监测的细菌菌落数≤10CFU/cm²;外科手消毒后,监测的细菌菌落数≤5CFU/cm² ── 开展效果监测

洗手应采用流动水,水龙头应位于洗手池的适当位置;重点部门(如手术室、导管室等)必须配备非手接触式水龙头 ── 流动水洗手设施
洗手的清洁剂可为肥皂、皂液或含有杀菌成分的洗手液 ── 清洁剂 ── 洗手设施
盛放皂液或洗手液的容器宜一次性使用,重复使用的容器应每周进行清洁和消毒
最好为一次性使用的纸巾;也可使用纯棉小毛巾,一用一消毒;还可使用干手机等其他可避免手再次污染的方法 ── 干手设施
医院需配备合格的速干手消毒剂 ── 卫生手消毒设施 ── **手卫生设施**
最常应用于手部皮肤消毒的消毒剂有乙醇、异丙醇、氯己定、碘伏,乙醇与氯己定的复合制剂等
应采用流动水洗手,水龙头开关应为非手触式 ── 手术室(部)洗手设施
包括清洁剂、清洁指甲用物、手卫生的揉搓用品等。定期检查手刷质量,一用一消毒 ── 清洁用品
常用有氯己定与醇类的复合制剂,碘伏和4%氯己定等;以免冲洗手消毒剂为主 ── 外科手消毒剂 ── 外科手消毒设施
清洁毛巾、无菌巾;均应一人一用,用后清洁、灭菌 ── 干手物品
配备计时装置、洗手流程图及说明图 ── 其他

有效的洗手可清除手上99%以上的各种暂居菌,是防止医院感染传播最重要的措施之一 ── **洗手**
清除手部皮肤污垢和大部分暂居菌,切断通过手传播感染的途径 ── **目的**
水龙头最好是感应式或用肘、脚踏、膝控制的开关→湿手(水流不可过大以防溅湿工作服)→涂剂 ── 操作前准备 ── **操作**

认真揉搓双手至少15s:
①掌心相对,手指并拢相互揉搓
②掌心对手背沿指缝相互揉搓,交换进行
③掌心相对,双手交叉指缝相互揉搓
④弯曲手指使关节在另一掌心旋转揉搓,交换进行 ── 揉搓 ── 操作过程中的注意要点
⑤一手握另一手大拇指旋转揉搓,交换进行
⑥五个手指尖并拢在另一掌心中旋转揉搓,交换进行
⑦必要时增加手腕的清洗,握住手腕回旋揉搓手腕部及腕上10cm,交换进行

当手部有血液或其他体液等肉眼可见的污染时,应用清洁剂和流动水洗手 ── 明确选择洗手方法的原则
当手部没有肉眼可见的污染时,可用速干手消毒剂消毒双手代替洗手 ── **注意事项** ── **洗手**
如水龙头为手触式的,注意随时清洁水龙头开关;冲净双手时注意指尖向下 ── 遵循洗手流程,揉搓面面俱到
揉搓双手时,尤其要认真清洗指背、指尖、指缝和指关节等易污染部位

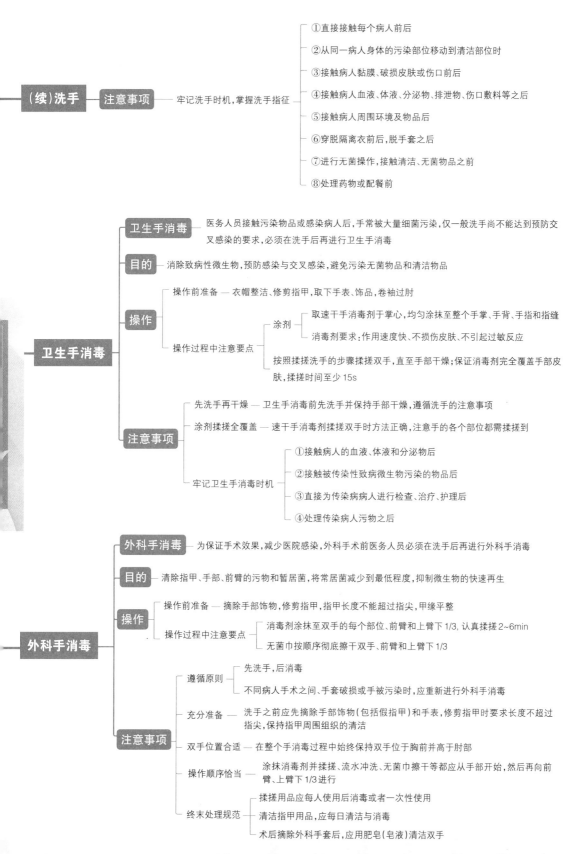

（续）洗手 —— 注意事项 —— 牢记洗手时机,掌握洗手指征
- ①直接接触每个病人前后
- ②从同一病人身体的污染部位移动到清洁部位时
- ③接触病人黏膜、破损皮肤或伤口前后
- ④接触病人血液、体液、分泌物、排泄物、伤口敷料等之后
- ⑤接触病人周围环境及物品后
- ⑥穿脱隔离衣前后,脱手套之后
- ⑦进行无菌操作,接触清洁、无菌物品之前
- ⑧处理药物或配餐前

卫生手消毒

- 卫生手消毒 —— 医务人员接触污染物品或感染病人后,手常被大量细菌污染,仅一般洗手尚不能达到预防交叉感染的要求,必须在洗手后再进行卫生手消毒
- 目的 —— 消除致病性微生物,预防感染与交叉感染,避免污染无菌物品和清洁物品
- 操作
  - 操作前准备 —— 衣帽整洁、修剪指甲,取下手表、饰品,卷袖过肘
  - 操作过程中注意要点
    - 涂剂
      - 取速干手消毒剂于掌心,均匀涂抹至整个手掌、手背、手指和指缝
      - 消毒要求:作用速度快、不损伤皮肤、不引起过敏反应
    - 按照揉搓洗手的步骤揉搓双手,直至手部干燥;保证消毒剂完全覆盖手部皮肤,揉搓时间至少15s
- 注意事项
  - 先洗手再干燥 —— 卫生手消毒前先洗手并保持手部干燥,遵循洗手的注意事项
  - 涂剂揉搓全覆盖 —— 速干手消毒剂揉搓双手时方法正确,注意手的各个部位都需揉搓到
  - 牢记卫生手消毒时机
    - ①接触病人的血液、体液和分泌物后
    - ②接触被传染性致病微生物污染的物品后
    - ③直接为传染病病人进行检查、治疗、护理后
    - ④处理传染病人污物之后

外科手消毒

- 外科手消毒 —— 为保证手术效果,减少医院感染,外科手术前医务人员必须在洗手后再进行外科手消毒
- 目的 —— 清除指甲、手部、前臂的污物和暂居菌,将常居菌减少到最低程度,抑制微生物的快速再生
- 操作
  - 操作前准备 —— 摘除手部饰物,修剪指甲,指甲长度不能超过指尖,甲缘平整
  - 操作过程中注意要点
    - 消毒剂涂抹至双手的每个部位、前臂和上臂下1/3,认真揉搓2~6min
    - 无菌巾按顺序彻底擦干双手、前臂和上臂下1/3
- 注意事项
  - 遵循原则
    - 先洗手,后消毒
    - 不同病人手术之间、手套破损或手被污染时,应重新进行外科手消毒
  - 充分准备 —— 洗手之前应先摘除手部饰物(包括假指甲)和手表,修剪指甲时要求长度不超过指尖,保持指甲周围组织的清洁
  - 双手位置合适 —— 在整个手消毒过程中始终保持双手位于胸前并高于肘部
  - 操作顺序恰当 —— 涂抹消毒剂并揉搓、流水冲洗、无菌巾擦干等都应从手部开始,然后再向前臂、上臂下1/3进行
  - 终末处理规范
    - 揉搓用品应每人使用后消毒或者一次性使用
    - 清洁指甲用品,应每日清洁与消毒
    - 术后摘除外科手套后,应用肥皂(皂液)清洁双手

无菌技术：是预防医院感染的一项基本而重要的技术，其基本操作方法根据科学原则制订，每个医务人员都必须熟练掌握并严格遵守，任何一个环节都不能违反，以保证病人的安全 — **定义**

指在医疗、护理操作过程中，防止一切微生物侵入人体和防止无菌物品、无菌区域被污染的技术 — 无菌技术

指经灭菌处理且未被污染的区域 — 无菌区

指未经灭菌处理，或虽经灭菌处理但又被污染的区域 — 非无菌区

指通过灭菌处理后保持无菌状态的物品 — 无菌物品

指未经灭菌处理，或虽经灭菌处理但又被污染的物品 — 非无菌物品

相关概念

清洁、宽敞、定期消毒；无菌操作前半小时停止清扫、减少走动 — 操作室

清洁、干燥、平坦，物品布局合理 — 操作台

操作环境清洁且宽敞

着装整洁、修剪指甲、洗手、戴口罩，必要时穿无菌衣、戴无菌手套 — **工作人员仪表符合要求**

室内环境要求温度<24℃，相对湿度<70%，机械通风换气4~10次/h

无菌物品置于高出地面20cm、距离天花板超过50cm、离墙远于5cm处的存放柜或架上 — 存放环境

无菌包或无菌容器外需标明物品名称、灭菌日期

无菌物品必须与非无菌物品分开放置，并有明显标志 — 标识清楚

无菌物品按失效期先后顺序摆放取用

必须在有效期内使用，可疑污染、污染或过期的物品应重新灭菌 — 使用有序

无菌物品管理有序规范

使用纺织品材料包装的无菌物品如存放环境符合要求，有效期宜为14d，否则一般为7d

医用一次性纸袋包装的无菌物品，有效期宜为30d

一次性医用皱纹纸、一次性纸塑袋、医用无纺布或硬质密封容器包装的无菌物品，有效期宜为180d

由医疗器械生产厂家提供的一次性使用无菌物品遵循包装上标识的有效期 — 储存有效期

概述

操作原则

明确无菌区、非无菌区、无菌物品、非无菌物品，非无菌物品应远离无菌区

操作者身体应与无菌区保持一定距离

取、放无菌物品时，应面向无菌区

取用无菌物品时应用无菌持物钳

无菌物品一经取出，即使未用，也不可放回无菌容器内

手臂应保持在腰部或治疗台面以上，不可跨越无菌区，手不可接触无菌物品

避免面对无菌区谈笑、咳嗽、打喷嚏

如无菌物品疑有污染或已被污染，即不可使用，应予以更换

一套无菌物品供一名病人使用

操作过程中加强无菌观念

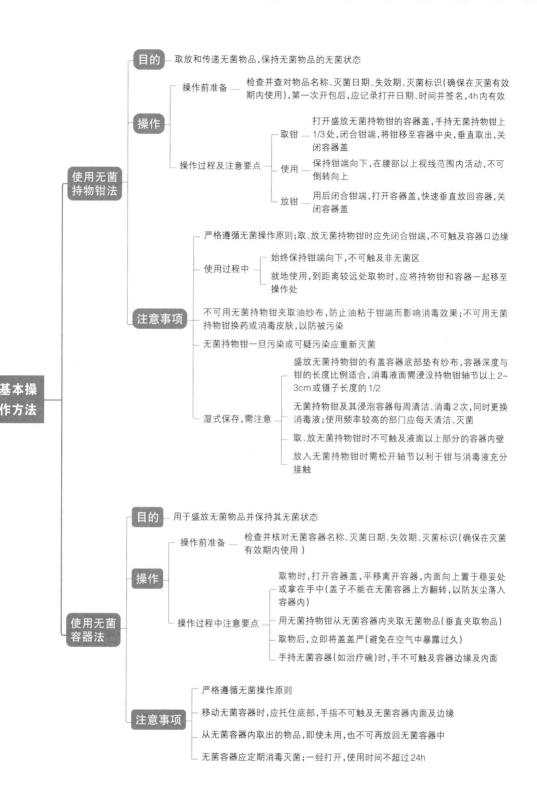

基本操作方法

使用无菌持物钳法

- **目的** —— 取放和传递无菌物品,保持无菌物品的无菌状态
- **操作**
  - 操作前准备 —— 检查并查对物品名称、灭菌日期、失效期、灭菌标识(确保在灭菌有效期内使用),第一次开包后,应记录打开日期、时间并签名,4h内有效
  - 操作过程及注意要点
    - 取钳 —— 打开盛放无菌持物钳的容器盖,手持无菌持物钳上1/3处,闭合钳端,将钳移至容器中央,垂直取出,关闭容器盖
    - 使用 —— 保持钳端向下,在腰部以上视线范围内活动,不可倒转向上
    - 放钳 —— 用后闭合钳端,打开容器盖,快速垂直放回容器,关闭容器盖
- **注意事项**
  - 严格遵循无菌操作原则;取、放无菌持物钳时应先闭合钳端,不可触及容器口边缘
  - 使用过程中
    - 始终保持钳端向下,不可触及非无菌区
    - 就地使用,到距离较远处取物时,应将持物钳和容器一起移至操作处
  - 不可用无菌持物钳夹取油纱布,防止油粘于钳端而影响消毒效果;不可用无菌持物钳换药或消毒皮肤,以防被污染
  - 无菌持物钳一旦污染或可疑污染应重新灭菌
  - 湿式保存,需注意
    - 盛放无菌持物钳的有盖容器底部垫有纱布,容器深度与钳的长度比例适合,消毒液面需浸没持物钳轴节以上2~3cm或镊子长度的1/2
    - 无菌持物钳及其浸泡容器每周清洁、消毒2次,同时更换消毒液;使用频率较高的部门应每天清洁、灭菌
    - 取、放无菌持物钳时不可触及液面以上部分的容器内壁
    - 放入无菌持物钳时需松开轴节以利于钳与消毒液充分接触

使用无菌容器法

- **目的** —— 用于盛放无菌物品并保持其无菌状态
- **操作**
  - 操作前准备 —— 检查并核对无菌容器名称、灭菌日期、失效期、灭菌标识(确保在灭菌有效期内使用)
  - 操作过程中注意要点
    - 取物时,打开容器盖,平移离开容器,内面向上置于稳妥处或拿在手中(盖子不能在无菌容器上方翻转,以防灰尘落入容器内)
    - 用无菌持物钳从无菌容器内夹取无菌物品(垂直夹取物品)
    - 取物后,立即将盖盖严(避免在空气中暴露过久)
    - 手持无菌容器(如治疗碗)时,手不可触及容器边缘及内面
- **注意事项**
  - 严格遵循无菌操作原则
  - 移动无菌容器时,应手托住底部,手指不可触及无菌容器内面及边缘
  - 从无菌容器内取出的物品,即使未用,也不可再放回无菌容器中
  - 无菌容器应定期消毒灭菌;一经打开,使用时间不超过24h

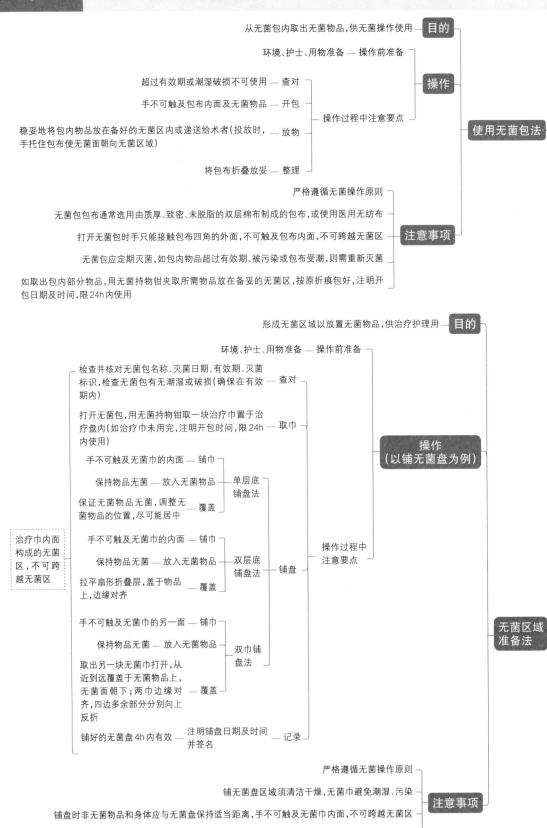

从无菌包内取出无菌物品,供无菌操作使用 — 目的

环境、护士、用物准备 — 操作前准备 — 操作

超过有效期或潮湿破损不可使用 — 查对

手不可触及包布内面及无菌物品 — 开包

稳妥地将包内物品放在备好的无菌区内或递送给术者(投放时,手托住包布使无菌面朝向无菌区域) — 放物 — 操作过程中注意要点

将包布折叠放妥 — 整理

使用无菌包法

严格遵循无菌操作原则

无菌包包布通常选用由质厚、致密、未脱脂的双层棉布制成的包布,或使用医用无纺布

打开无菌包时手只能接触包布四角的外面,不可触及包布内面,不可跨越无菌区 — 注意事项

无菌包应定期灭菌,如包内物品超过有效期、被污染或包布受潮,则需重新灭菌

如取出包内部分物品,用无菌持物钳夹取所需物品放在备妥的无菌区,按原折痕包好,注明开包日期及时间,限24h内使用

形成无菌区域以放置无菌物品,供治疗护理用 — 目的

环境、护士、用物准备 — 操作前准备

检查并核对无菌包名称、灭菌日期、有效期、灭菌标识,检查无菌包有无潮湿或破损(确保在有效期内) — 查对

打开无菌包,用无菌持物钳取一块治疗巾置于治疗盘内(如治疗巾未用完,注明开包时间,限24h内使用) — 取巾

手不可触及无菌巾的内面 — 铺巾

保持物品无菌 — 放入无菌物品 — 单层底铺盘法

保证无菌物品无菌,调整无菌物品的位置,尽可能居中 — 覆盖

手不可触及无菌巾的内面 — 铺巾

保持物品无菌 — 放入无菌物品 — 双层底铺盘法

拉平扇形折叠层,盖于物品上,边缘对齐 — 覆盖 — 铺盘 — 操作过程中注意要点

治疗巾内面构成的无菌区,不可跨越无菌区

手不可触及无菌巾的另一面 — 铺巾

保持物品无菌 — 放入无菌物品 — 双巾铺盘法

取出另一块无菌巾打开,从近到远覆盖于无菌物品上,无菌面朝下;两巾边缘对齐,四边多余部分分别向上反折 — 覆盖

铺好的无菌盘4h内有效 — 注明铺盘日期及时间并签名 — 记录

操作（以铺无菌盘为例）

无菌区域准备法

严格遵循无菌操作原则

铺无菌盘区域须清洁干燥,无菌巾避免潮湿、污染 — 注意事项

铺盘时非无菌物品和身体应与无菌盘保持适当距离,手不可触及无菌巾内面,不可跨越无菌区

铺好的无菌盘尽早使用,有效期不超过4h

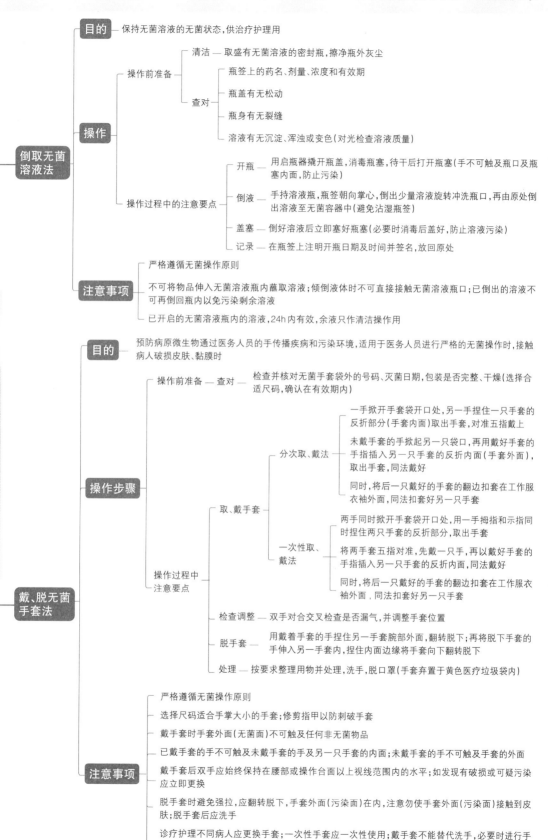

倒取无菌溶液法

目的 —— 保持无菌溶液的无菌状态,供治疗护理用

操作
- 操作前准备
  - 清洁 —— 取盛有无菌溶液的密封瓶,擦净瓶外灰尘
  - 查对
    - 瓶签上的药名、剂量、浓度和有效期
    - 瓶盖有无松动
    - 瓶身有无裂缝
    - 溶液有无沉淀、浑浊或变色(对光检查溶液质量)
- 操作过程中的注意要点
  - 开瓶 —— 用启瓶器撬开瓶盖,消毒瓶塞,待干后打开瓶塞(手不可触及瓶口及瓶塞内面,防止污染)
  - 倒液 —— 手持溶液瓶,瓶签朝向掌心,倒出少量溶液旋转冲洗瓶口,再由原处倒出溶液至无菌容器中(避免沾湿瓶签)
  - 盖塞 —— 倒完溶液后立即塞好瓶塞(必要时消毒后盖好,防止溶液污染)
  - 记录 —— 在瓶签上注明开瓶日期及时间并签名,放回原处

注意事项
- 严格遵循无菌操作原则
- 不可将物品伸入无菌溶液瓶内蘸取溶液;倾倒液体时不可直接接触无菌溶液瓶口;已倒出的溶液不可再倒回瓶内以免污染剩余溶液
- 已开启的无菌溶液瓶内的溶液,24h内有效,余液只作清洁操作用

戴、脱无菌手套法

目的 —— 预防病原微生物通过医务人员的手传播疾病和污染环境,适用于医务人员进行严格的无菌操作时,接触病人破损皮肤、黏膜时

操作步骤
- 操作前准备 —— 查对 —— 检查并核对无菌手套袋外的号码、灭菌日期,包装是否完整、干燥(选择合适尺码,确认在有效期内)
- 操作过程中注意要点
  - 取、戴手套
    - 分次取、戴法
      - 一手掀开手套袋开口处,另一手捏住一只手套的反折部分(手套内面)取出手套,对准五指戴上
      - 未戴手套的手掀起另一只袋口,再用戴好手套的手指插入另一只手套的反折内面(手套外面),取出手套,同法戴好
      - 同时,将后一只戴好的手套的翻边扣套在工作服衣袖外面,同法扣套好另一只手套
    - 一次性取、戴法
      - 两手同时掀开手套袋开口处,用一手拇指和示指同时捏住两只手套的反折部分,取出手套
      - 将两手五指对准,先戴一只手,再以戴好手套的手指插入另一只手套的反折内面,同法戴好
      - 同时,将后一只戴好的手套的翻边扣套在工作服衣袖外面,同法扣套好另一只手套
  - 检查调整 —— 双手对合交叉检查是否漏气,并调整手套位置
  - 脱手套 —— 用戴着手套的手捏住另一手套腕部外面,翻转脱下;再将脱下手套的手伸入另一手套内,捏住内面边缘将手套向下翻转脱下
  - 处理 —— 按要求整理用物并处理,洗手,脱口罩(手套弃置于黄色医疗垃圾袋内)

注意事项
- 严格遵循无菌操作原则
- 选择尺码适合手掌大小的手套;修剪指甲以防刺破手套
- 戴手套时手套外面(无菌面)不可触及任何非无菌物品
- 已戴手套的手不可触及未戴手套的手及另一只手套的内面;未戴手套的手不可触及手套的外面
- 戴手套后双手应始终保持在腰部或操作台面以上视线范围内的水平;如发现有破损或可疑污染应立即更换
- 脱手套时避免强拉,应翻转脱下,手套外面(污染面)在内,注意勿使手套外面(污染面)接触到皮肤;脱手套后应洗手
- 诊疗护理不同病人应更换手套;一次性手套应一次性使用;戴手套不能替代洗手,必要时进行手消毒

隔离技术:是采用各种方法、技术,防止病原体从病人及携带者传播给他人的措施 —— **定义**

指进行传染病诊治的病区中不易受到病人血液、体液和病原微生物等物质污染,及传染病病人不应进入的区域 —— 清洁区

　　医护值班室、卫生间、配餐室、浴室、男女更衣室、储物间等

指进行传染病诊治的病区中位于清洁区与污染区之间,有可能被病人血液、体液和病原微生物等物质污染的区域 —— 潜在污染区(半污染区)

　　内走廊、医护办公室、护士站、治疗室、病人使用后的物品、医疗器械等的处理间等

指进行传染病诊治的病区中传染病病人和疑似传染病病人接受诊疗的区域,包括被其血液、体液、分泌物、排泄物污染物品暂存和处理的场所 —— 污染区 —— 区域划分

　　病室、处置间、污物间、病人入院(出院)处理室等

　　通道、出入口设在清洁区一端 —— 医护人员通道 —— 两通道
　　通道、出入口设在污染区一端 —— 病人通道

指进行传染病诊治的病区中清洁区与潜在污染区之间,潜在污染区与污染区之间设立的两侧均有门的小室 —— 医护人员准备间 —— 缓冲间

　　行政管理区、教学区、图书馆、生活服务区等 —— 低危险区域
　　普通门诊、普通病房等 —— 中等危险区域 —— 医院分区
　　感染疾病科(门诊、病房)等 —— 高危险区域
　　手术室、重症监护病房、器官移植病房等 —— 极高危险区域

适用于经呼吸道传播疾病病人的隔离;严格三区管理;两床间距不少于1.1m —— 呼吸道传染病病区的布局与隔离要求

应设置负压病室,负压病室气压宜为-30Pa,缓冲间气压宜为-15Pa —— 医院建筑布局与隔离要求

适用于主要经接触传播疾病病人的隔离;相对独立区域;病床间距不少于1.1m —— 感染性疾病病区的布局与隔离要求

　　不同种类的感染性疾病病人应分室安置,每间病室不超过4人 —— 布局与隔离要求 —— **概述**

在病区末端设一间或多间隔离病室;感染与非感染疾病病人分开收治 —— 普通病区

　　病床间距宜大于0.8m

　　设单独出入口、预检分诊、隔离诊查室等 —— 门诊 —— 普通病区、门诊、急诊的布局与隔离要求

设单独出入口、预检分诊、诊查室等;严格预检分诊制度,如有确诊或疑似传染病人及时采取隔离措施 —— 急诊

　　观察床位间距不少于1.2m

符合建筑学要求,具备隔离预防的功能,区域划分明确、标识清楚 —— 布局规范

根据有关法律法规,结合医院实际情况,制定隔离预防制度并实施 —— 隔离制度

应遵循"标准预防"和"基于疾病传播途径的预防"原则 —— 实施原则 —— 隔离的管理要求

加强传染病人的管理,包括隔离病人,严格执行探视陪伴制度 —— 人员管理

加强医务人员隔离与防护知识的培训,手卫生符合规范

隔离病房设有工作人员和病人的专用进出门、通道,隔离区域标识清楚 —— 隔离标志明确,卫生设施齐全

隔离病房门外及病人床头安置不同颜色的提示卡

明确服务流程,保证洁、污分开,防止因人员流程、物品流程交叉感染导致污染 —— 严格执行服务流程,加强三区管理

隔离病室环境定期消毒,物品处置规范 —— 隔离原则

定期进行医务人员隔离和防护知识培训;开展病人和陪陪人员的隔离知识教育 —— 实施隔离教育,加强隔离病人心理护理

了解病人的心理情况,尽量解除因隔离而产生的恐惧、孤独等心理反应

传染性分泌物三次培养阴性或已度过隔离期,医生开出医嘱后,方可解除隔离 —— 掌握解除隔离标准,实施终末消毒处理

对出院、转科或死亡病人及其所住病房、所用物品及医疗器械等进行终末消毒处理

隔离种类及措施

- **定义** — 标准预防:是基于病人的血液、体液、分泌物(不包括汗液)、非完整皮肤和黏膜均可能含有感染性因子的原则,针对医院所有病人和医务人员采取的一组预防感染的措施

- **基于切断传播途径的隔离预防**
  - **接触传播的隔离与预防**
    - **隔离对象** — 经确诊或可疑感染了经接触传播的疾病,如肠道(细菌性痢疾)感染、多重耐药菌感染、埃博拉出血热、皮肤感染等
    - **隔离标志** — 蓝色隔离标志
    - **病人的隔离**
      - 根据感染疾病类型确定入住单人隔离室,还是同病种感染者同室隔离
      - 限制病人的活动范围,减少不必要的转运,减少对其他病人、医务人员和环境表面的污染
      - 病人接触过一切物品 — 灭菌→清洁→消毒→灭菌,被病人污染的敷料焚烧处理
    - **医务人员的防护**
      - 进入隔离室前必须戴好口罩、帽子,从事可能污染工作服的操作时,应穿隔离衣
      - 离开病室前,脱下隔离衣,按要求悬挂,每天更换清洗与消毒
      - 可使用一次性隔离衣,用后按医疗废物管理要求进行处置
      - 接触甲类传染病应按要求穿脱、处置防护服
      - 接触病人的血液、体液、分泌物、排泄物等物质时,应戴手套
      - 离开隔离病室前、接触污染物品后应摘除手套,洗手和(或)手消毒
      - 手上有伤口时应戴双层手套
  - **空气传播的隔离与预防**
    - **隔离对象** — 对经空气传播的呼吸道疾病,如肺结核、水痘等
    - **隔离标志** — 黄色隔离标志
    - **病人的隔离**
      - 安置单间,无条件时将相同病原体感染者安置一室,关闭通向走廊的门窗或使用负压病房
      - 无条件收治时尽快转送至有条件收治呼吸道传染病的医疗机构,并注意转运过程中医务人员的防护
      - 当病人病情允许时,应戴外科口罩,定期更换,并限制其活动范围
      - 病人口鼻分泌物须经严格消毒后再倾倒,病人的专用痰杯要定期消毒,被病人污染的敷料,应装袋标记后焚烧或做消毒-清洁-消毒处理
      - 严格空气消毒
    - **医务人员的防护**
      - 应严格按照区域流程,在不同的区域,穿戴不同的防护用品,离开时按要求摘脱,并正确处理使用后物品
      - 进入确诊或可疑传染病病人房间时,应戴帽子、医用防护口罩;进行可能产生喷溅的诊疗操作时,应戴防护目镜或防护面罩,穿防护服
      - 当接触病人及其血液、体液、分泌物、排泄物等物质时应戴手套
  - **飞沫传播的隔离与预防**
    - **隔离对象** — 对经飞沫传播的疾病,如百日咳、流感、病毒性腮腺炎、急性传染性非典型肺炎等
    - **隔离标志** — 粉色隔离标志
    - **病人的隔离**
      - 同空气传播的病人隔离措施
      - 加强通风或进行空气的消毒;病人之间、病人与探视者之间应相距1m以上,探视者应戴外科口罩
    - **医务人员的防护** — 同空气传播的医务人员的防护;与病人近距离(1m以内)接触时,应戴护目镜或防护面罩、防护服
  - **其他传播途径疾病的隔离与预防** — 经生物媒介传播的疾病,如鼠、蚤引起的鼠疫等,根据疾病的特性,采用相应的隔离与预防措施

- **基于保护易感人群的隔离预防**
  - **保护隔离**
    - 是以保护易感人群作为制定措施的主要依据而采取的隔离也称反向隔离
    - 适用于抵抗力低下或极易感染的病人,如严重烧伤、早产儿、白血病、器官移植及免疫缺陷等病人
  - **隔离措施**
    - **设专用隔离室** — 单间病室隔离,室外悬挂明显隔离标志;病房空气保持正压通风,定时换气;每日严格消毒
    - **进出隔离病房要求** — 凡进入病室内的人员应穿戴灭菌后的隔离衣等,未经消毒处理物品不可带入隔离区;接触病人前、后均应加强手卫生
    - **污物处理** — 病人的引流物、排泄物、被其血液及体液等被污染的物品,应及时分装密闭,标记后送指定地点
    - **探视要求** — 凡患呼吸道或咽部带菌者,包括工作人员均应避免接触病人;原则上不予探视,探视者需要进入隔离室时应采取相关隔离措施

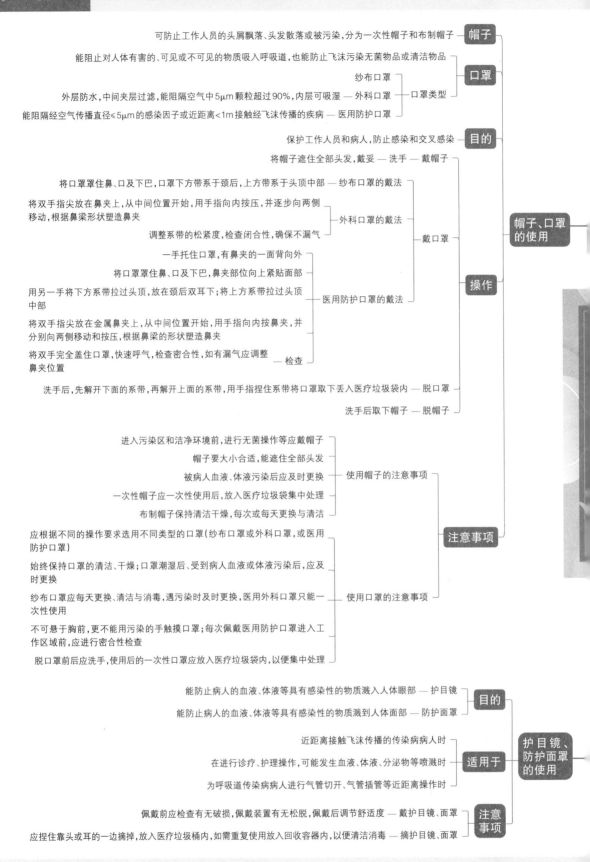

可防止工作人员的头屑飘落、头发散落或被污染,分为一次性帽子和布制帽子 —— 帽子

能阻止对人体有害的、可见或不可见的物质吸入呼吸道,也能防止飞沫污染无菌物品或清洁物品 —— 口罩

纱布口罩

外层防水,中间夹层过滤,能阻隔空气中5μm颗粒超过90%,内层可吸湿 —— 外科口罩 —— 口罩类型

能阻隔经空气传播直径≤5μm的感染因子或近距离<1m接触经飞沫传播的疾病 —— 医用防护口罩

保护工作人员和病人,防止感染和交叉感染 —— 目的

将帽子遮住全部头发,戴妥 —— 洗手、戴帽子

将口罩罩住鼻、口及下巴,口罩下方带系于颈后,上方带系于头顶中部 —— 纱布口罩的戴法

将双手指尖放在鼻夹上,从中间位置开始,用手指向内按压,并逐步向两侧移动,根据鼻梁形状塑造鼻夹 —— 外科口罩的戴法

调整系带的松紧度,检查闭合性,确保不漏气

一手托住口罩,有鼻夹的一面背向外

将口罩罩住鼻、口及下巴,鼻夹部位向上紧贴面部

用另一手将下方带拉过头顶,放在颈后双耳下;将上方系带拉过头顶中部 —— 医用防护口罩的戴法

将双手指尖放在金属鼻夹上,从中间位置开始,用手指向内按鼻夹,并分别向两侧移动和按压,根据鼻梁的形状塑造鼻夹

将双手完全盖住口罩,快速呼气,检查密合性,如有漏气应调整鼻夹位置 —— 检查

洗手后,先解开下面的系带,再解开上面的系带,用手指捏住系带将口罩取下丢入医疗垃圾袋内 —— 脱口罩

洗手后取下帽子 —— 脱帽子

戴口罩

操作

帽子、口罩的使用

进入污染区和洁净环境前,进行无菌操作等应戴帽子

帽子要大小合适,能遮住全部头发

被病人血液、体液污染后应及时更换 —— 使用帽子的注意事项

一次性帽子应一次性使用后,放入医疗垃圾袋集中处理

布制帽子保持清洁干燥,每次或每天更换与清洁

应根据不同的操作要求选用不同类型的口罩(纱布口罩或外科口罩,或医用防护口罩)

始终保持口罩的清洁、干燥;口罩潮湿后、受到病人血液或体液污染后,应及时更换

纱布口罩应每天更换、清洁与消毒,遇污染时及时更换,医用外科口罩只能一次性使用 —— 使用口罩的注意事项

不可悬于胸前,更不能用污染的手触摸口罩;每次佩戴医用防护口罩进入工作区域前,应进行密合性检查

脱口罩前后应洗手,使用后的一次性口罩应放入医疗垃圾袋内,以便集中处理

注意事项

能防止病人的血液、体液等具有感染性的物质溅入人体眼部 —— 护目镜

能防止病人的血液、体液等具有感染性的物质溅到人体面部 —— 防护面罩

目的

近距离接触飞沫传播的传染病病人时

在进行诊疗、护理操作,可能发生血液、体液、分泌物等喷溅时 —— 适用于

为呼吸道传染病人进行气管切开、气管插管等近距离操作时

佩戴前应检查有无破损,佩戴装置有无松脱,佩戴后调节舒适度 —— 戴护目镜、面罩

应捏住靠头或耳的一边摘掉,放入医疗垃圾桶内,如需重复使用放入回收容器内,以便清洁消毒 —— 摘护目镜、面罩

注意事项

护目镜、防护面罩的使用

穿脱隔离衣
- 隔离衣 — 是用于保护医务人员避免受到血液、体液和其他感染性物质污染,或用于保护病人避免感染的防护用品
- 适用于
  - 接触经接触传播的感染性疾病病人,如传染病病人、多重耐药菌感染病人等时
  - 对病人实行保护性隔离时,如大面积烧伤、骨髓移植等病人的诊疗、护理时
  - 可能受到病人血液、体液、分泌物、排泄物喷溅时
- 目的 — 保护医务人员避免受到血液、体液和其他感染性物质污染,或用于保护病人避免感染
- 操作
  - 操作前准备 — 环境准备、护士准备、用物准备
  - 操作过程注意要点
    - 穿好隔离衣,双臂保持在腰部以上,视线范围内
    - 挂在半污染区,清洁区向外;挂在污染区则污染面向外
- 注意事项
  - 隔离衣只能在规定区域内穿脱,穿前检查有无潮湿、破损,长短须能全部遮盖工作服
  - 隔离衣每日更换,如有潮湿或污染,应立即更换;接触不同病种病人时应更换隔离衣
  - 穿脱隔离衣的过程中避免污染衣领、面部、帽子和清洁面,始终保持衣领清洁
  - 穿好隔离衣后,双臂保持在腰部以上,视线范围内;不得进入清洁区,避免接触清洁物品
  - 消毒手时不能沾湿隔离衣,隔离衣也不可触及其他物品
  - 脱下的隔离衣还需使用时,如挂在半污染区,清洁面向外,挂在污染区则污染面向外

穿、脱防护服
- 防护服 — 是临床医务人员在接触甲类或按甲类传染病管理的传染病病人时所穿的一次性防护用品
- 适用于
  - 临床医务人员在接触甲类或按甲类传染病管理的传染病病人时
  - 接触经空气传播或飞沫传播的传染病病人,可能受到病人血液、体液、分泌物、排泄物喷溅时
- 目的 — 保护医务人员和病人,避免感染和交叉感染
- 操作
  - 操作前准备 — 环境准备、护士准备、用物准备
  - 操作过程中注意要点 — 注意防护服的是否干燥、完好,大小是否合适,以及气密性检查
- 注意事项
  - 防护服只能在规定区域内穿脱,穿前检查有无潮湿、破损,长短是否合适
  - 接触多个同类传染病病人时,防护服可连续使用;接触疑似病人时,防护服应每次更换
  - 防护服如有潮湿、破损或污染,应立即更换

避污纸的使用
- 避污纸是备用的清洁纸片,做简单隔离操作时,使用避污纸可保持双手或物品不被污染,以省略消毒程序
- 取避污纸时,应从页面抓取,不可掀开撕取并注意保持避污纸清洁以防交叉感染
- 避污纸用后弃于污物桶内,集中焚烧处理

鞋套、防水围裙的使用
- 鞋套的使用
  - 鞋套应具备防水性能,并一次性使用
  - 从潜在污染区进入污染区时,从缓冲间进入负压病室时,应穿鞋套
  - 应在规定区域内穿鞋套,离开该区域时应及时脱掉,放入医疗垃圾袋内
  - 发现破损及时更换
- 防水围裙的使用
  - 适用于可能受到病人的体液、血液等及其他污染物喷溅或进行复用医疗器械的清洗时
  - 重复使用围裙 — 及时清洁与消毒,如有破损或渗透及时更换
  - 一次性围裙 — 应一次性使用,受到明显污染时及时更换

本章扫码做题

病人入院护理:指病人经门诊或急诊医生诊查后,因病情需要住院做进一步的观察、检查、治疗时,经诊查医生建议并签发住院证后,由护士为病人提供的一系列护理工作 ── **定义**

指门诊或急诊病人根据医生签发的住院证,自办理入院手续至进入病区的过程 ── 概念

医师初步诊断,签发住院证,办理住院手续 ── 急诊或门诊

住院处护士协助病人进行卫生处置,护送病人进入病区,进行交接 ── 入院

入院程序

迎接新病人,安置病床

通知负责医生诊查,协助体检、治疗

协助病人戴腕带,进行入院评估,测量生命体征和体重等

通知营养室准备膳食,填写住院病历和有关护理表格

介绍病区环境、有关规章制度等,并指导相关注意事项

执行入院医嘱及给予紧急护理措施

门诊病人的入院护理

做好抢救准备 ── 通知医生

急救车、氧气、吸引器、输液器具等 ── 准备急救药物和急救设备

安置病人、进行入院护理评估、配合救治

急诊病人的入院护理

进入病区后的初步护理

床、床垫、床褥、床旁桌、床旁椅、枕芯、枕套、棉胎、被套等 ── **床单位的构成**

保持病室整洁,准备接收新病人 ── 备用床

供新住院病人或暂时离床病人使用

保持病室整洁 ── 暂空床

便于接收和护理麻醉手术后的病人

使病人安全、舒适,预防并发症

避免床上用物被污染,便于更换 ── 麻醉床

铺床法 舒适、平整、紧扎、安全、实用

保持清洁,使病人感觉舒适

预防压力性损伤等并发症的发生 ── 卧位病人更换床单法

病人床单位的准备

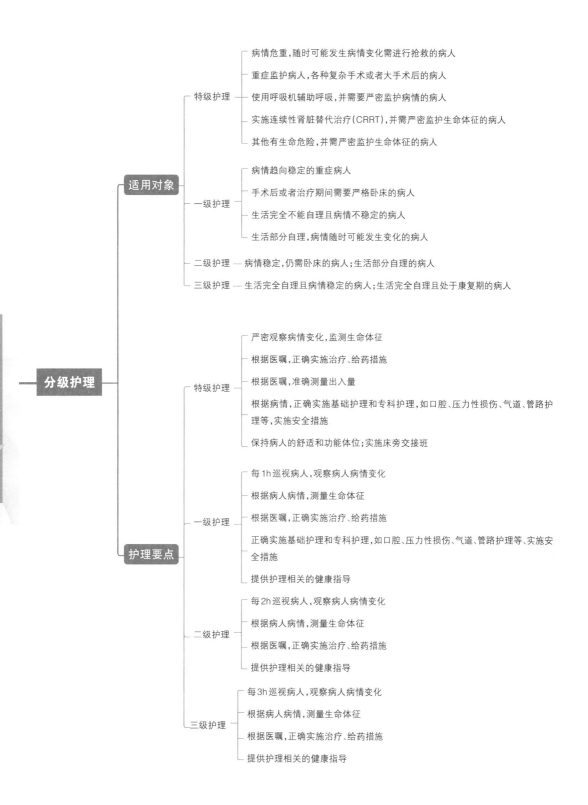

分级护理

适用对象

特级护理
- 病情危重,随时可能发生病情变化需进行抢救的病人
- 重症监护病人,各种复杂手术或者大手术后的病人
- 使用呼吸机辅助呼吸,并需要严密监护病情的病人
- 实施连续性肾脏替代治疗(CRRT),并需严密监护生命体征的病人
- 其他有生命危险,并需严密监护生命体征的病人

一级护理
- 病情趋向稳定的重症病人
- 手术后或者治疗期间需要严格卧床的病人
- 生活完全不能自理且病情不稳定的病人
- 生活部分自理,病情随时可能发生变化的病人

二级护理 — 病情稳定,仍需卧床的病人;生活部分自理的病人

三级护理 — 生活完全自理且病情稳定的病人;生活完全自理且处于康复期的病人

护理要点

特级护理
- 严密观察病情变化,监测生命体征
- 根据医嘱,正确实施治疗、给药措施
- 根据医嘱,准确测量出入量
- 根据病情,正确实施基础护理和专科护理,如口腔、压力性损伤、气道、管路护理等,实施安全措施
- 保持病人的舒适和功能体位;实施床旁交接班

一级护理
- 每1h巡视病人,观察病人病情变化
- 根据病人病情,测量生命体征
- 根据医嘱,正确实施治疗、给药措施
- 正确实施基础护理和专科护理,如口腔、压力性损伤、气道、管路护理等,实施安全措施
- 提供护理相关的健康指导

二级护理
- 每2h巡视病人,观察病人病情变化
- 根据病人病情,测量生命体征
- 根据医嘱,正确实施治疗、给药措施
- 提供护理相关的健康指导

三级护理
- 每3h巡视病人,观察病人病情变化
- 根据病人病情,测量生命体征
- 根据医嘱,正确实施治疗、给药措施
- 提供护理相关的健康指导

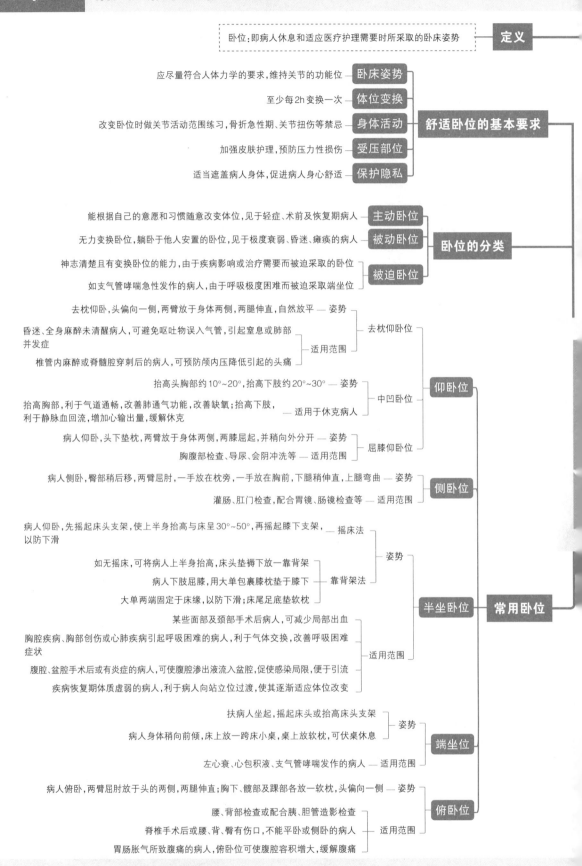

卧位:即病人休息和适应医疗护理需要时所采取的卧床姿势 —— **定义**

应尽量符合人体力学的要求,维持关节的功能位 — 卧床姿势

至少每2h变换一次 — 体位变换

改变卧位时做关节活动范围练习,骨折急性期、关节扭伤等禁忌 — 身体活动

加强皮肤护理,预防压力性损伤 — 受压部位

适当遮盖病人身体,促进病人身心舒适 — 保护隐私

舒适卧位的基本要求

能根据自己的意愿和习惯随意改变体位,见于轻症、术前及恢复期病人 — 主动卧位

无力变换卧位,躺卧于他人安置的卧位,见于极度衰弱、昏迷、瘫痪的病人 — 被动卧位

神志清楚且具有变换卧位的能力,由于疾病影响或治疗需要而被迫采取的卧位

如支气管哮喘急性发作的病人,由于呼吸极度困难而被迫采取端坐位 — 被迫卧位

卧位的分类

去枕仰卧,头偏向一侧,两臂放于身体两侧,两腿伸直,自然放平 — 姿势

昏迷、全身麻醉未清醒病人,可避免呕吐物误入气管,引起窒息或肺部并发症

椎管内麻醉或脊髓腔穿刺后的病人,可预防颅内压降低引起的头痛 — 适用范围 — 去枕仰卧位

抬高头胸部约10°~20°,抬高下肢约20°~30° — 姿势

抬高胸部,利于气道通畅,改善肺通气功能,改善缺氧;抬高下肢,利于静脉血回流,增加心输出量,缓解休克 — 适用于休克病人 — 中凹卧位

病人仰卧,头下垫枕,两臂放于身体两侧,两膝屈起,并稍向外分开 — 姿势

胸腹部检查、导尿、会阴冲洗等 — 适用范围 — 屈膝仰卧位

仰卧位

病人侧卧,臀部稍后移,两臂屈肘,一手放在枕旁,一手放在胸前,下腿稍伸直,上腿弯曲 — 姿势

灌肠、肛门检查,配合胃镜、肠镜检查等 — 适用范围 — **侧卧位**

病人仰卧,先摇起床头支架,使上半身抬高与床呈30°~50°,再摇起膝下支架以防下滑 — 摇床法

如无摇床,可将病人上半身抬高,床头垫褥下放一靠背架

病人下肢屈膝,用大单包裹膝枕垫于膝下 — 靠背架法

大单两端固定于床缘,以防下滑;床尾足底垫软枕

— 姿势

某些面部及颈部手术后病人,可减少局部出血

胸腔疾病、胸部创伤或心肺疾病引起呼吸困难的病人,利于气体交换,改善呼吸困难症状

腹腔、盆腔手术后或有炎症的病人,可使腹腔渗出液流入盆腔,促使感染局限,便于引流

疾病恢复期体质虚弱的病人,利于病人向站立位过渡,使其逐渐适应体位改变

— 适用范围 — **半坐卧位**

扶病人坐起,摇起床头或抬高床头支架 — 姿势

病人身体稍向前倾,床上放一跨床小桌,桌上放软枕,可伏桌休息

左心衰、心包积液、支气管哮喘发作的病人 — 适用范围 — **端坐位**

病人俯卧,两臂屈肘放于头的两侧,两腿伸直;胸下、髋部及踝部各放一软枕,头偏向一侧 — 姿势

腰、背部检查或配合胰、胆管造影检查

脊椎手术后或腰、背、臀有伤口,不能平卧或侧卧的病人

胃肠胀气所致腹痛的病人,俯卧位可使腹腔容积增大,缓解腹痛

— 适用范围 — **俯卧位**

常用卧位

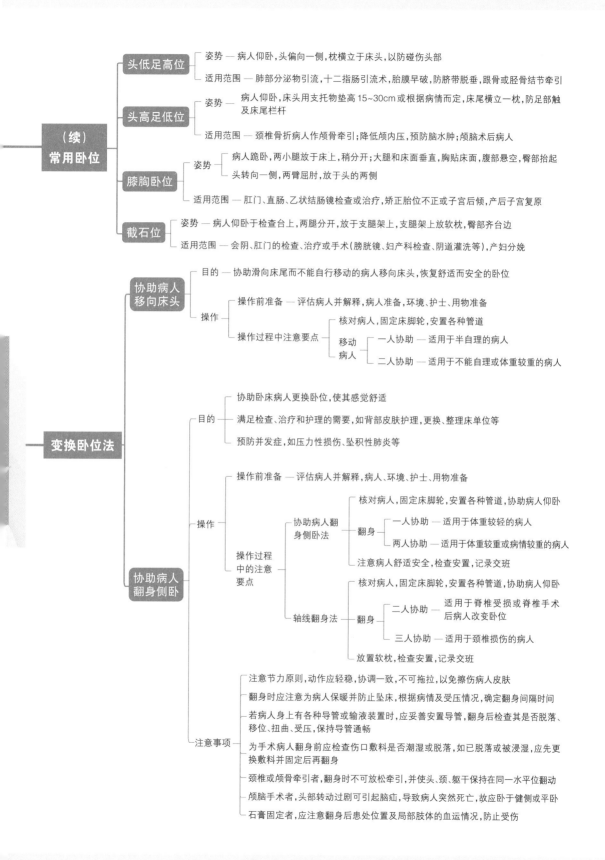

（续）
常用卧位

头低足高位
- 姿势 —— 病人仰卧，头偏向一侧，枕横立于床头，以防碰伤头部
- 适用范围 —— 肺部分泌物引流，十二指肠引流术，胎膜早破，防脐带脱垂，跟骨或胫骨结节牵引

头高足低位
- 姿势 —— 病人仰卧，床头用支托物垫高15~30cm或根据病情而定，床尾横立一枕，防足部触及床尾栏杆
- 适用范围 —— 颈椎骨折病人作颅骨牵引；降低颅内压，预防脑水肿；颅脑术后病人

膝胸卧位
- 姿势
  - 病人跪卧，两小腿放于床上，稍分开；大腿和床面垂直，胸贴床面，腹部悬空，臀部抬起
  - 头转向一侧，两臂屈肘，放于头的两侧
- 适用范围 —— 肛门、直肠、乙状结肠镜检查或治疗，矫正胎位不正或子宫后倾，产后子宫复原

截石位
- 姿势 —— 病人仰卧于检查台上，两腿分开，放于支腿架上，支腿架上放软枕，臀部齐台边
- 适用范围 —— 会阴、肛门的检查、治疗或手术（膀胱镜、妇产科检查、阴道灌洗等），产妇分娩

变换卧位法

协助病人移向床头
- 目的 —— 协助滑向床尾而不能自行移动的病人移向床头，恢复舒适而安全的卧位
- 操作
  - 操作前准备 —— 评估病人并解释，病人准备，环境、护士、用物准备
  - 操作过程中注意要点
    - 核对病人，固定床脚轮，安置各种管道
    - 移动病人
      - 一人协助 —— 适用于半自理的病人
      - 二人协助 —— 适用于不能自理或体重较重的病人

协助病人翻身侧卧
- 目的
  - 协助卧床病人更换卧位，使其感觉舒适
  - 满足检查、治疗和护理的需要，如背部皮肤护理，更换、整理床单位等
  - 预防并发症，如压力性损伤、坠积性肺炎等
- 操作
  - 操作前准备 —— 评估病人并解释，病人、环境、护士、用物准备
  - 操作过程中的注意要点
    - 协助病人翻身侧卧法
      - 核对病人，固定床脚轮，安置各种管道，协助病人仰卧
      - 翻身
        - 一人协助 —— 适用于体重较轻的病人
        - 两人协助 —— 适用于体重较重或病情较重的病人
      - 注意病人舒适安全，检查安置，记录交班
    - 轴线翻身法
      - 核对病人，固定床脚轮，安置各种管道，协助病人仰卧
      - 翻身
        - 二人协助 —— 适用于脊椎受损或脊椎手术后病人改变卧位
        - 三人协助 —— 适用于颈椎损伤的病人
      - 放置软枕，检查安置，记录交班
- 注意事项
  - 注意节力原则，动作应轻稳，协调一致，不可拖拉，以免擦伤病人皮肤
  - 翻身时应注意为病人保暖并防止坠床，根据病情及受压情况，确定翻身间隔时间
  - 若病人身上有各种导管或输液装置时，应妥善安置导管，翻身后检查其是否脱落、移位、扭曲、受压，保持导管通畅
  - 为手术病人翻身前应检查伤口敷料是否潮湿或脱落，如已脱落或被浸湿，应先更换敷料并固定后再翻身
  - 颈椎或颅骨牵引者，翻身时不可放松牵引，并使头、颈、躯干保持在同一水平位翻动
  - 颅脑手术者，头部转动过剧可引起脑疝，导致病人突然死亡，故应卧于健侧或平卧
  - 石膏固定者，应注意翻身后患处位置及局部肢体的血运情况，防止受伤

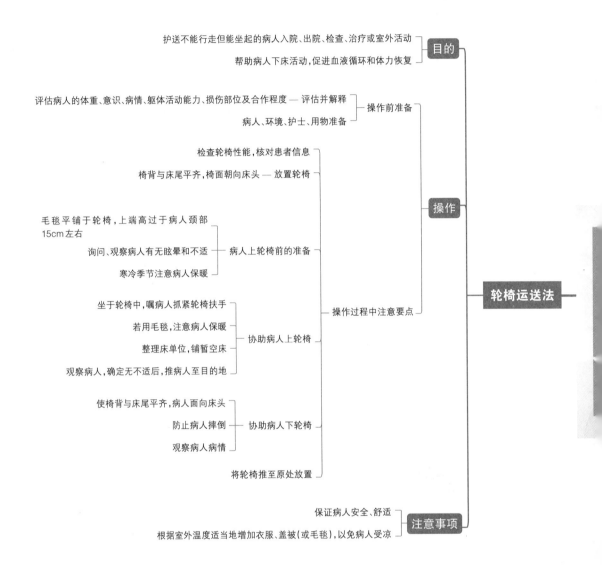

护送不能行走但能坐起的病人入院、出院、检查、治疗或室外活动 ── 目的
帮助病人下床活动,促进血液循环和体力恢复

评估病人的体重、意识、病情、躯体活动能力、损伤部位及合作程度 ── 评估并解释
病人、环境、护士、用物准备 ── 操作前准备

检查轮椅性能,核对患者信息
椅背与床尾平齐,椅面朝向床头 ── 放置轮椅

毛毯平铺于轮椅,上端高过于病人颈部
15cm左右
询问、观察病人有无眩晕和不适 ── 病人上轮椅前的准备
寒冷季节注意病人保暖

坐于轮椅中,嘱病人抓紧轮椅扶手
若用毛毯,注意病人保暖
整理床单位,铺暂空床 ── 协助病人上轮椅
观察病人,确定无不适后,推病人至目的地

操作过程中注意要点 ── 操作

使椅背与床尾平齐,病人面向床头
防止病人摔倒 ── 协助病人下轮椅
观察病人病情

将轮椅推至原处放置

轮椅运送法

保证病人安全、舒适
根据室外温度适当地增加衣服、盖被(或毛毯),以免病人受凉 ── 注意事项

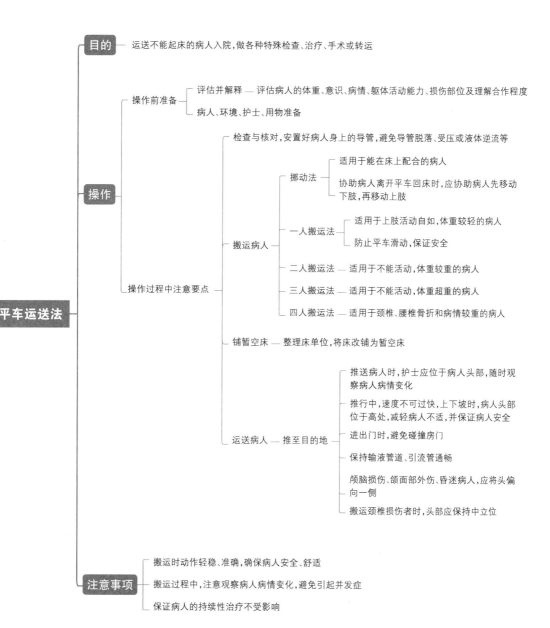

平车运送法

- 目的 —— 运送不能起床的病人入院,做各种特殊检查、治疗、手术或转运

- 操作
  - 操作前准备
    - 评估并解释 —— 评估病人的体重、意识、病情、躯体活动能力、损伤部位及理解合作程度
    - 病人、环境、护士、用物准备
  - 操作过程中注意要点
    - 检查与核对,安置好病人身上的导管,避免导管脱落、受压或液体逆流等
    - 搬运病人
      - 挪动法
        - 适用于能在床上配合的病人
        - 协助病人离开平车回床时,应协助病人先移动下肢,再移动上肢
      - 一人搬运法
        - 适用于上肢活动自如,体重较轻的病人
        - 防止平车滑动,保证安全
      - 二人搬运法 —— 适用于不能活动,体重较重的病人
      - 三人搬运法 —— 适用于不能活动,体重超重的病人
      - 四人搬运法 —— 适用于颈椎、腰椎骨折和病情较重的病人
    - 铺暂空床 —— 整理床单位,将床改铺为暂空床
    - 运送病人 —— 推至目的地
      - 推送病人时,护士应位于病人头部,随时观察病人病情变化
      - 推行中,速度不可过快,上下坡时,病人头部位于高处,减轻病人不适,并保证病人安全
      - 进出门时,避免碰撞房门
      - 保持输液管道、引流管通畅
      - 颅脑损伤、颌面部外伤、昏迷病人,应将头偏向一侧
      - 搬运颈椎损伤者时,头部应保持中立位

- 注意事项
  - 搬运时动作轻稳、准确,确保病人安全、舒适
  - 搬运过程中,注意观察病人病情变化,避免引起并发症
  - 保证病人的持续性治疗不受影响

人体力学:是利用力学原理研究维持和掌握身体的平衡,以及人体由一种姿势转换为另一种姿势时身体如何有效协调的一门学科 —— **定义**

进行出院指导,协助病人尽快适应原工作和生活 ┐
指导出院病人遵医嘱继续按时接受治疗或定期复诊 ├ 出院护理的目的 ┐
指导病人办理出院手续,清洁、整理床单位 ┘

将出院日期通知病人及家属,协助其做好出院准备 —— 通知病人和家属 ┐
告知病人出院后在休息、饮食、用药等方面的注意事项 —— 进行健康教育 ├ 病人出院前的护理 ┤
安慰、鼓励,增进病人康复信心,减轻恐惧与焦虑 —— 注意病人情绪变化 │
不断提高医疗护理质量 —— 征求意见 ┘ ├ **病人出院的护理**

执行出院医嘱 ┐
填写病人出院护理记录单 —— 医疗护理文件的处理 ┐
按要求整理病历,交病案室保存 ┘

协助病人解除腕带标识 ┐
协助病人整理用物,并消毒处理 —— 病人的护理 ┤ 病人出院当日的护理 ┘
协助病人办完出院手续,进行健康教育 ┘

开窗通风 ┐
撤去污被服,放入污衣袋中;清洗、消毒 ┐
用消毒液擦拭床旁桌、椅,床 │
用消毒液浸泡非一次性使用的痰杯、脸盆 ├ 出院病人床单位处理 —— 病室及床单位的处理 ┘
消毒床上用物(紫外线、臭氧机、日光暴晒) │
传染病者需按传染病终末消毒处理 ┘
铺好备用床,准备迎接新病人 ┘

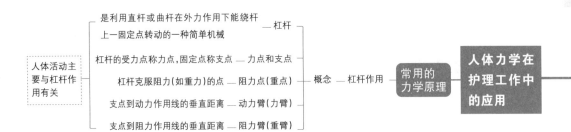

是利用直杆或曲杆在外力作用下能绕杆 ┐
上一固定点转动的一种简单机械 —— 杠杆 ┐
杠杆的受力点称力点,固定点称支点 —— 力点和支点 │
人体活动主 杠杆克服阻力(如重力)的点 —— 阻力点(重点) ├ 概念 —— 杠杆作用 ┐ 常用的 ┐ **人体力学在**
要与杠杆作 支点到动力作用线的垂直距离 —— 动力臂(力臂) │ 力学原理 ┘ **护理工作中**
用有关 支点到阻力作用线的垂直距离 —— 阻力臂(重臂) ┘ **的应用**

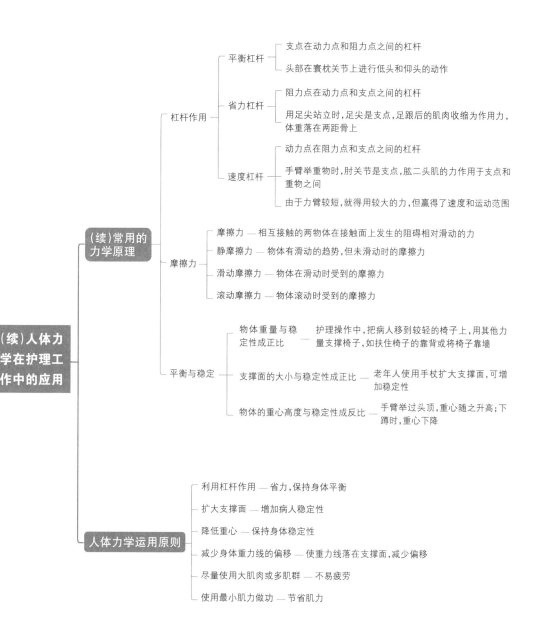

(续)人体力学在护理工作中的应用
- (续)常用的力学原理
  - 杠杆作用
    - 平衡杠杆
      - 支点在动力点和阻力点之间的杠杆
      - 头部在寰枕关节上进行低头和仰头的动作
    - 省力杠杆
      - 阻力点在动力点和支点之间的杠杆
      - 用足尖站立时,足尖是支点,足跟后的肌肉收缩为作用力,体重落在两距骨上
    - 速度杠杆
      - 动力点在阻力点和支点之间的杠杆
      - 手臂举重物时,肘关节是支点,肱二头肌的力作用于支点和重物之间
      - 由于力臂较短,就得用较大的力,但赢得了速度和运动范围
  - 摩擦力
    - 摩擦力 — 相互接触的两物体在接触面上发生的阻碍相对滑动的力
    - 静摩擦力 — 物体有滑动的趋势,但未滑动时的摩擦力
    - 滑动摩擦力 — 物体在滑动时受到的摩擦力
    - 滚动摩擦力 — 物体滚动时受到的摩擦力
  - 平衡与稳定
    - 物体重量与稳定性成正比 — 护理操作中,把病人移到较轻的椅子上,用其他力量支撑椅子,如扶住椅子的靠背或将椅子靠墙
    - 支撑面的大小与稳定性成正比 — 老年人使用手杖扩大支撑面,可增加稳定性
    - 物体的重心高度与稳定性成反比 — 手臂举过头顶,重心随之升高;下蹲时,重心下降
- 人体力学运用原则
  - 利用杠杆作用 — 省力,保持身体平衡
  - 扩大支撑面 — 增加病人稳定性
  - 降低重心 — 保持身体稳定性
  - 减少身体重力线的偏移 — 使重力线落在支撑面,减少偏移
  - 尽量使用大肌肉或多肌群 — 不易疲劳
  - 使用最小肌力做功 — 节省肌力

本章扫码做题

影响病人安全的因素

病人因素

- **感觉功能**
  - 良好的感觉功能是帮助人们了解周围环境,识别和判断自身行动安全性的必要条件
  - 任何一种感觉障碍,均会妨碍个体辨别周围环境中存在或潜在的危险因素而使其易受到伤害
- **年龄**
  - 影响个体对周围环境的感知和理解能力
  - 影响个体采取相应的自我保护行为
- **目前的健康状况**
  - 疾病可致个体身体虚弱、行动受限而发生跌伤,严重时影响人的意识,使之失去自我保护能力而更易受伤
  - 免疫功能低下者易发生感染
  - 焦虑或其他情绪障碍时,个体因注意力不集中也易发生伤害

医务人员因素
- 素质 —— 思想政治素质、职业素质、业务素质
- 数量 —— 充足的人员配备有利于及时满足病人的基本需求和病情监测

医院环境因素
- 基础设施、设备性能、物品配置是否完善规范

诊疗方面的因素
- 如各种侵入性的诊断检查与治疗,外科手术等均可能造成皮肤的损伤及潜在的感染等

病人安全需要的评估

病人方面
- 意识是否清楚,精神状态是否良好,是否有安全意识,警觉性如何
- 是否因年龄、身体状况或意识状态而需要安全协助或保护
- 感觉功能是否正常,是否舒适,是否能满足自己的需要
- 是否有影响安全的不良嗜好,如吸烟等
- 是否熟悉医院环境等

治疗方面
- 是否正在使用影响精神、感觉功能的药物
- 是否正在接受氧气治疗或冷、热治疗
- 是否需要给予行动限制或身体约束
- 病房内是否使用电器设备,病人床旁是否有电器用品

医院常见的不安全因素及防范

机械性损伤
- 常见有跌伤、撞伤等损伤,跌倒和坠床是医院最常见的机械性损伤原因
- **防范措施**
  - 昏迷、意识不清、躁动不安及婴幼儿病人易发生坠床等意外,根据情况使用床档或其他保护具
  - 年老体弱、行动不便的病人行动时给予搀扶或其他协助;常用物品应放于容易获取处
  - 病区地面采用防滑地板;室内物品应放置稳固;通道和楼梯等进出口处应避免堆放杂物
  - 病区走廊、浴室及卫生间应设置扶手和呼叫系统,以便病人在需要时寻求援助
  - 应用各种导管、器械进行操作时,应遵守操作规程,防止损伤病人皮肤黏膜;妥善固定管道,保持引流通畅
  - 对精神障碍患者,将剪刀等器械妥善放置,避免病人接触

物理性损伤及防范

温度性损伤
- 常见有烫伤、冻伤、灼伤、烧伤等
- **防范措施**
  - 在应用冷、热疗时,遵守操作规程,听取病人的主诉,观察局部皮肤变化,做好交接班
  - 易燃易爆品应强化管理,加强防火教育,制定防火措施,掌握各类灭火器的使用方法
  - 医院内的电路及各种电器设备应定期检查维修;对病人进行安全用电的知识教育

压力性损伤
- 常见有局部压力性损伤、气压伤等
- 防范措施 —— 参见第五章"压力性损伤的预防和护理"

放射性损伤
- 常见有放射性皮炎、皮肤溃疡坏死,严重者可致死亡
- **防范措施**
  - 正确使用防护设备
  - 减少病人不必要的身体暴露;正确掌握放射性治疗的剂量和时间
  - 保持接受放射部位皮肤的清洁干燥,防止皮肤破损

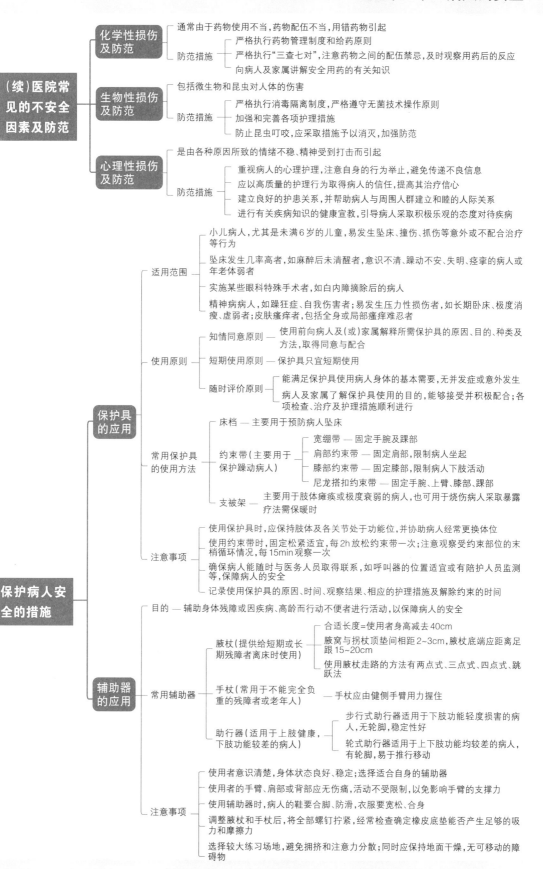

（续）医院常见的不安全因素及防范

- 化学性损伤及防范
  - 通常由于药物使用不当,药物配伍不当,用错药物引起
  - 防范措施
    - 严格执行药物管理制度和给药原则
    - 严格执行"三查七对",注意药物之间的配伍禁忌,及时观察用药后的反应
    - 向病人与家属讲解安全用药的有关知识
- 生物性损伤及防范
  - 包括微生物和昆虫对人体的伤害
  - 防范措施
    - 严格执行消毒隔离制度,严格遵守无菌技术操作原则
    - 加强和完善各项护理措施
    - 防止昆虫叮咬,应采取措施予以消灭,加强防范
- 心理性损伤及防范
  - 是由各种原因所致的情绪不稳、精神受到打击而引起
  - 防范措施
    - 重视病人的心理护理,注意自身的行为举止,避免传递不良信息
    - 应以高质量的护理行为取得病人的信任,提高其治疗信心
    - 建立良好的护患关系,并帮助病人与周围人群建立和睦的人际关系
    - 进行有关疾病知识的健康宣教,引导病人采取积极乐观的态度对待疾病

保护病人安全的措施

- 保护具的应用
  - 适用范围
    - 小儿病人,尤其是未满6岁的儿童,易发生坠床、撞伤、抓伤等意外或不配合治疗等行为
    - 坠床发生几率高者,如麻醉后未清醒者,意识不清、躁动不安、失明、痉挛的病人或年老体弱者
    - 实施某些眼科特殊手术者,如白内障摘除后的病人
    - 精神病病人,如躁狂症、自我伤害者;易发生压力性损伤者,如长期卧床、极度消瘦、虚弱者;皮肤瘙痒者,包括全身或局部瘙痒难忍者
  - 使用原则
    - 知情同意原则 — 使用前向病人及(或)家属解释所需保护具的原因、目的、种类及方法,取得同意与配合
    - 短期使用原则 — 保护具只宜短期使用
    - 随时评价原则
      - 能满足保护具使用病人身体的基本需要,无并发症或意外发生
      - 病人及家属了解保护具使用的目的,能够接受并积极配合;各项检查、治疗及护理措施顺利进行
  - 常用保护具的使用方法
    - 床档 — 主要用于预防病人坠床
    - 约束带(主要用于保护躁动病人)
      - 宽绷带 — 固定手腕及踝部
      - 肩部约束带 — 固定肩部,限制病人坐起
      - 膝部约束带 — 固定膝部,限制病人下肢活动
      - 尼龙搭扣约束带 — 固定手腕、上臂、膝部、踝部
    - 支被架 — 主要用于肢体瘫痪或极度衰弱的病人,也可用于烧伤病人采取暴露疗法需保暖时
  - 注意事项
    - 使用保护具时,应保持肢体及各关节处于功能位,并协助病人经常更换体位
    - 使用约束带时,固定松紧适宜,每2h放松约束带一次;注意观察受约束部位的末梢循环情况,每15min观察一次
    - 确保病人能随时与医务人员取得联系,如呼叫器的位置适宜或有陪护人员监测等,保障病人的安全
    - 记录使用保护具的原因、时间、观察结果、相应的护理措施及解除约束的时间
- 辅助器的应用
  - 目的 — 辅助身体残障或因疾病、高龄而行动不便者进行活动,以保障病人的安全
  - 常用辅助器
    - 腋杖(提供给短期或长期残障者离床时使用)
      - 合适长度=使用者身高减去40cm
      - 腋窝与拐杖顶垫间相距2~3cm,腋杖底端应距离足跟15~20cm
      - 使用腋杖走路的方法有两点式、三点式、四点式、跳跃法
    - 手杖(常用于不能完全负重的残障者或老年人) — 手杖应由健侧手臂用力握住
    - 助行器(适用于上肢健康,下肢功能较差的病人)
      - 步行式助行器适用于下肢功能轻度损害的病人,无轮脚,稳定性好
      - 轮式助行器适用于上下肢功能均较差的病人,有轮脚,易于推行移动
  - 注意事项
    - 使用者意识清楚,身体状态良好、稳定;选择适合自身的辅助器
    - 使用者的手臂、肩部或背部应无伤痛,活动不受限制,以免影响手臂的支撑力
    - 使用辅助器时,病人的鞋要合脚、防滑,衣服要宽松、合身
    - 调整腋杖和手杖后,将全部螺钉拧紧,经常检查确定橡皮底垫能否产生足够的吸力和摩擦力
    - 选择较大练习场地,避免拥挤和注意力分散;同时应保持地面干燥,无可移动的障碍物

护理职业防护的意义

- 维护护士的身体健康,减轻心理压力,增强社会适应能力 —— **提高护士职业生命质量**
- 提高护士对职业性损伤的防范意识,自觉履行职业规范要求,有效控制职业性有害因素 —— **规避护理职业风险**
- 增加护士的职业满意度、安全感及成就感,形成其对职业选择的认同感,提高职业适应能力 —— **营造和谐的工作氛围**

职业暴露的有害因素

生物性因素

- 细菌
  - 常见的致病菌有葡萄球菌、链球菌、肺炎球菌及大肠埃希菌等
  - 细菌的致病作用取决于其侵袭力、毒素类型、侵入机体的数量及侵入途径
- 病毒
  - 常见的病毒有乙型肝炎病毒(HBV)、丙型肝炎病毒(HCV)、人类免疫缺陷病毒(HIV)及冠状病毒等
  - 传播途径以血液和呼吸道传播较为常见
- 护士因职业性危害疾病中,均由HBV、HCV、HIV等血源性感染最常见、最危险的病原体引起

物理性因素

- 锐器伤是最常见的职业性有害因素之一
  - 感染的针刺伤是导致血源性传播疾病的最主要因素
  - 最常见、危害性最大的是乙型肝炎、丙型肝炎和艾滋病
- 放射性危害
  - 接触到紫外线、激光等放射性物质,如果防护不当可导致不同程度的皮肤、眼睛损伤等不良反应
  - 可造成机体免疫功能障碍,严重者可导致造血系统功能障碍或致癌
- 温度性危害
  - 热水瓶、热水袋等所致的烫伤;易燃易爆物品,如氧气、乙醇等所致的烧伤
  - 各种电器的使用,如红外线烤灯、频谱仪及高频电刀等所致的灼伤等

化学性因素

- 化疗药物
  - 常用细胞毒类药物如环磷酰胺、铂类药物、多柔比星(阿霉素)、氟尿嘧啶、紫杉类等
  - 长期小剂量接触,不但可引起白细胞下降和自然流产率增高,还可有致癌、致畸、致突变及脏器损伤等危险
- 汞
  - 常用如汞式血压计、汞式体温计及水温计等,其中的汞是医院常见而又极易被忽视的有毒因素
  - 漏出的汞处理不当,可对人体产生神经毒性和肾毒性作用
- 消毒剂
  - 常用醛类如甲醛、戊二醛,过氧化物类如过氧乙酸及含氯消毒剂等
  - 长期接触可以造成肝脏损害和肺纤维化,甚至还可造成中枢神经系统损害,表现为头痛及记忆力减退等
- 麻醉废气
  - 短时吸入可引起头痛、注意力不集中、应变能力差及烦躁等症状
  - 长时间吸入,在体内蓄积后,可以产生慢性氟化物中毒、遗传性影响及对生育功能的影响等

其他因素

- 我国各级医院中护士数量与病人数量相比明显不足;护士常处于超负荷的工作状态;护患关系紧张

护理职业防护的管理

- **完善职业安全的组织管理**
  - 三级管理(医院职业安全管理委员会、职业安全管理办公室、科室职业安全管理小组)
- **建立健全规章制度,提高整体防护能力**
  - 建立健全制度
    - 制定与完善各项规章制定,如职业防护管理制度、职业暴露上报制度等
  - 规范操作行为
    - 制定各种预防职业暴露的工作指南并完善操作规程,使护理职业防护工作有章可循、有法可依
- **加强职业安全教育,强化职业防护意识**
  - 职业安全知识的培训与考核
    - 提供一定的人力、物力、政策及技术支持,做好岗前培训和定期在职培训与考核
  - 增强护士职业防护意识
    - 护士应该充分认识到职业暴露的危害性和职业防护的重要性
- **改进护理防护设备**
  - 防护设备及用品
    - 常用防护设施及设备 —— 层流净化设施、感应式洗手设施、生物安全柜等
    - 个人防护用品 —— N95口罩、N99口罩、面罩、护目镜、围裙、一次性隔离衣等
    - 安全用品 —— 安全注射装置和符合国际标准的一次性锐器回收盒等
  - 建立静脉药物配制中心 —— 减少药物对护士的危害
- **强化和推进标准预防** —— 防止防护不足或防护过度
- **重视护士的个人保健** —— 定期进行健康查体和免疫接种

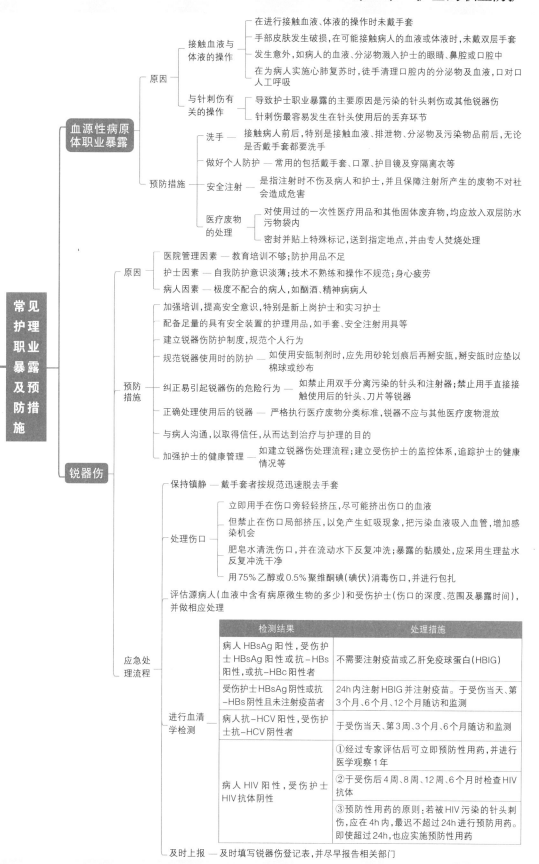

常见护理职业暴露及预防措施

血源性病原体职业暴露

原因
- 接触血液与体液的操作
  - 在进行接触血液、体液的操作时未戴手套
  - 手部皮肤发生破损,在可能接触病人的血液或体液时,未戴双层手套
  - 发生意外,如病人的血液、分泌物溅入护士的眼睛、鼻腔或口腔中
  - 在为病人实施心肺复苏时,徒手清理口腔内的分泌物及血液,口对口人工呼吸
- 与针刺伤有关的操作
  - 导致护士职业暴露的主要原因是污染的针头刺伤或其他锐器伤
  - 针刺伤最容易发生在针头使用后的丢弃环节

预防措施
- 洗手 — 接触病人前后,特别是接触血液、排泄物、分泌物及污染物品前后,无论是否戴手套都要洗手
- 做好个人防护 — 常用的包括戴手套、口罩、护目镜及穿隔离衣等
- 安全注射 — 是指注射时不伤及病人和护士,并且保障注射所产生的废物不对社会造成危害
- 医疗废物的处理
  - 对使用过的一次性医疗用品和其他固体废弃物,均应放入双层防水污物袋内
  - 密封并贴上特殊标记,送到指定地点,并由专人焚烧处理

锐器伤

原因
- 医院管理因素 — 教育培训不够;防护用品不足
- 护士因素 — 自我防护意识淡薄;技术不熟练和操作不规范;身心疲劳
- 病人因素 — 极度不配合的病人,如酗酒、精神病病人

预防措施
- 加强培训,提高安全意识,特别是新上岗护士和实习护士
- 配备足量的具有安全装置的护理用品,如手套、安全注射用具等
- 建立锐器伤防护制度,规范个人行为
- 规范锐器使用时的防护 — 如使用安瓿制剂时,应先用砂轮划痕后再掰安瓿,掰安瓿时应垫以棉球或纱布
- 纠正易引起锐器伤的危险行为 — 如禁止用双手分离污染的针头和注射器;禁止用手直接接触使用后的针头、刀片等锐器
- 正确处理使用后的锐器 — 严格执行医疗废物分类标准,锐器不应与其他医疗废物混放
- 与病人沟通,以取得信任,从而达到治疗与护理的目的
- 加强护士的健康管理 — 如建立锐器伤处理流程;建立受伤护士的监控体系,追踪护士的健康情况等

应急处理流程
- 保持镇静 — 戴手套者按规范迅速脱去手套
- 处理伤口
  - 立即用手在伤口旁轻轻挤压,尽可能挤出伤口的血液
  - 但禁止在伤口局部挤压,以免产生虹吸现象,把污染血液吸入血管,增加感染机会
  - 肥皂水清洗伤口,并在流动水下反复冲洗;暴露的黏膜处,应采用生理盐水反复冲洗干净
  - 用75%乙醇或0.5%聚维酮碘(碘伏)消毒伤口,并进行包扎
- 评估源病人(血液中含有病原微生物的多少)和受伤护士(伤口的深度、范围及暴露时间),并做相应处理
- 进行血清学检测

检测结果	处理措施
病人HBsAg阳性,受伤护士HBsAg阳性或抗-HBs阳性,或抗-HBc阳性者	不需要注射疫苗或乙肝免疫球蛋白(HBIG)
受伤护士HBsAg阴性或抗-HBs阴性且未注射疫苗者	24h内注射HBIG并注射疫苗。于受伤当天、第3个月、6个月、12个月随访和监测
病人抗-HCV阳性,受伤护士抗-HCV阴性者	于受伤当天、第3周、3个月、6个月随访和监测
病人HIV阳性,受伤护士HIV抗体阴性	①经过专家评估后可立即预防性用药,并进行医学观察1年
	②于受伤后4周、8周、12周、6个月时检查HIV抗体
	③预防性用药的原则:若被HIV污染的针头刺伤,应在4h内,最迟不超过24h进行预防用药。即使超过24h,也应实施预防性用药

- 及时上报 — 及时填写锐器伤登记表,并尽早报告相关部门

准备化疗药物过程中可能发生的药物接触,常发生在药物稀释时的振荡过程中

注射过程中可能发生的药物接触,静脉注射前排气或注射时针头连接不紧密,导致药液外溢

使用后过程中可能发生的药物接触,使用过的化疗药物空瓶或剩余药物处理不当,可污染工作环境或仪器设备

直接接触化疗病人的排泄物、分泌物或其他污染物(其中均含有低浓度的化疗药物)

—— 原因

减少与化疗药物的接触;减少化疗药物污染环境 —— 基本原则

应设专门的化疗药物配药间

配备有空气净化装置 —— 配制化疗药物的环境要求

有条件应设置静脉药物配制中心

经过专门培训,并通过专业理论和技术操作考核的护士 —— 专业人员的配备

措施	要求
操作前准备	配药时穿防水、无絮状物材料制成、前部完全封闭的隔离衣、戴帽子、口罩、护目镜、双层手套(内层为PVC手套、外层为乳胶手套)
正确打开安瓿	打开安瓿前应轻弹其颈部,使附着的药粉降至瓶底,掰开安瓿时应垫纱布,避免药粉、药液外溢,或玻璃碎片四处飞溅,并防止划破手套
防止药液溢出	溶解药物时,溶媒应沿瓶壁缓慢注入瓶底,待药粉浸透后再晃动,以防药粉溢出
规范地稀释和抽取药物	①稀释瓶装药物及抽取药液时,应插入双针头,以排除瓶内压力,防止针栓脱出造成污染
	②抽取药液后,在药瓶内进行排气和排液后再拔针,不要将药物排于空气中
	③抽取药液时用一次性注射器和针腔较大的针头,所抽药液以不超过注射器容量3/4为宜
	④抽出药液后放入垫有PVC薄膜的无菌盘内备用
操作后的处理	操作结束后,用水冲洗和擦洗操作台。脱去手套后彻底冲洗双手并进行沐浴,以减轻药物的毒副作用

化疗药物配制时的防护

—— 具体预防措施 —— 预防措施

—— 化疗药物职业暴露

应戴一次性口罩、双层手套

静脉给药时宜采用全密闭式输注系统 —— 化疗药物给药时的防护

如果化疗药物外溅,应穿戴防护用品,立即标明污染范围,避免他人接触

如果水剂药物溢出,应使用吸水纱布垫吸附

若为粉剂药物外溢则用湿纱布垫擦拭,污染表面用清水清洗 —— 化疗药物外溢的处理

记录外溢药物的名称、时间、溢出量、处理过程及受污染人员

在存储、配制和应用化疗药物的所有区域都应配备专用的废弃物收集容器

所有在接收、存储和应用过程中有可能接触化疗药物的一次性物品包括防护用品,都应视为化疗药物废弃物 —— 化疗药物污染物品的集中处理

如一次性注射器、输液器、针头、废弃安瓿及药瓶等,使用后必须放置在有毒性药物标识的专用容器中

迅速脱去手套或隔离衣

立即用肥皂和清水清洗污染部位的皮肤

眼睛被污染时,应迅速用清水或等渗洁眼液冲洗眼睛 —— 暴露后的处理流程

记录接触情况,必要时就医治疗

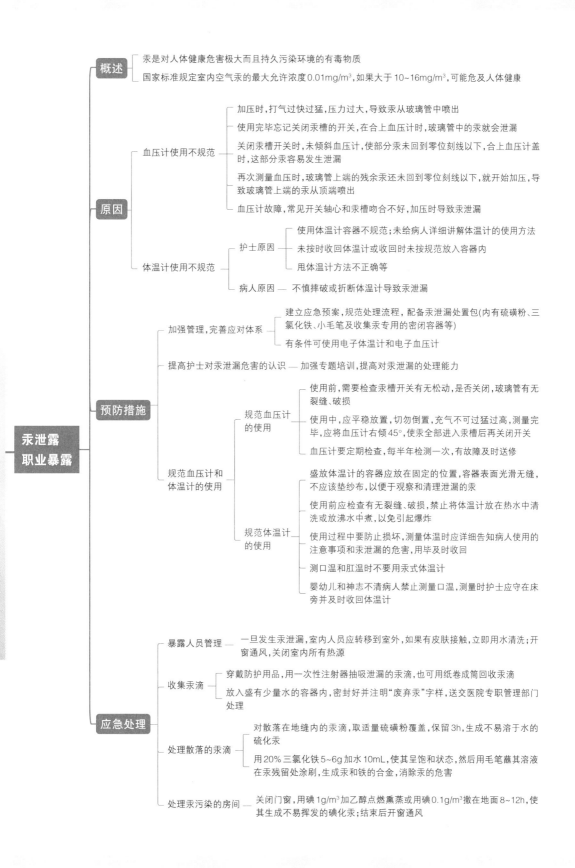

汞泄露
职业暴露

概述
┣ 汞是对人体健康危害极大而且持久污染环境的有毒物质
┗ 国家标准规定室内空气汞的最大允许浓度0.01mg/m³,如果大于10~16mg/m³,可能危及人体健康

原因
┣ 血压计使用不规范
┃ ┣ 加压时,打气过快过猛,压力过大,导致汞从玻璃管中喷出
┃ ┣ 使用完毕忘记关闭汞槽的开关,在合上血压计时,玻璃管中的汞就会泄漏
┃ ┣ 关闭汞槽开关时,未倾斜血压计,使部分汞未回到零位刻线以下,合上血压计盖时,这部分汞容易发生泄漏
┃ ┣ 再次测量血压时,玻璃管上端的残余汞还未回到零位刻线以下,就开始加压,导致玻璃管上端的汞从顶端喷出
┃ ┗ 血压计故障,常见开关轴心和汞槽吻合不好,加压时导致汞泄漏
┗ 体温计使用不规范
　 ┣ 护士原因
　 ┃ ┣ 使用体温计容器不规范;未给病人详细讲解体温计的使用方法
　 ┃ ┣ 未按时收回体温计或收回时未按规范放入容器内
　 ┃ ┗ 甩体温计方法不正确等
　 ┗ 病人原因 ── 不慎摔破或折断体温计导致汞泄漏

预防措施
┣ 加强管理,完善应对体系
┃ ┣ 建立应急预案,规范处理流程,配备汞泄漏处置包(内有硫磺粉、三氯化铁、小毛笔及收集汞专用的密闭容器等)
┃ ┗ 有条件可使用电子体温计和电子血压计
┣ 提高护士对汞泄漏危害的认识 ── 加强专题培训,提高对汞泄漏的处理能力
┗ 规范血压计和体温计的使用
　 ┣ 规范血压计的使用
　 ┃ ┣ 使用前,需要检查汞槽开关有无松动,是否关闭,玻璃管有无裂缝、破损
　 ┃ ┣ 使用中,应平稳放置,切勿倒置,充气不可过猛过高,测量完毕,应将血压计右倾45°,使汞全部进入汞槽后再关闭开关
　 ┃ ┗ 血压计要定期检查,每半年检测一次,有故障及时送修
　 ┗ 规范体温计的使用
　 　 ┣ 盛放体温计的容器应放在固定的位置,容器表面光滑无缝,不应该垫纱布,以便于观察和清理泄漏的汞
　 　 ┣ 使用前应检查有无裂缝、破损,禁止将体温计放在热水中清洗或放沸水中煮,以免引起爆炸
　 　 ┣ 使用过程中要防止损坏,测量体温时应详细告知病人使用的注意事项和汞泄漏的危害,用毕及时收回
　 　 ┣ 测口温和肛温时不要用汞式体温计
　 　 ┗ 婴幼儿和神志不清病人禁止测量口温,测量时护士应守在床旁并及时收回体温计

应急处理
┣ 暴露人员管理 ── 一旦发生汞泄漏,室内人员应转移到室外,如果有皮肤接触,立即用水清洗;开窗通风,关闭室内所有热源
┣ 收集汞滴
┃ ┣ 穿戴防护用品,用一次性注射器抽吸泄漏的汞滴,也可用纸卷成筒回收汞滴
┃ ┗ 放入盛有少量水的容器内,密封好并注明"废弃汞"字样,送交医院专职管理部门处理
┣ 处理散落的汞滴
┃ ┣ 对散落在地缝内的汞滴,取适量硫磺粉覆盖,保留3h,生成不易溶于水的硫化汞
┃ ┗ 用20% 三氯化铁5~6g加水10mL,使其呈饱和状态,然后用毛笔蘸其溶液在汞残留处涂刷,生成汞和铁的合金,消除汞的危害
┗ 处理汞污染的房间 ── 关闭门窗,用碘1g/m³加乙醇点燃熏蒸或用碘0.1g/m³撒在地面8~12h,使其生成不易挥发的碘化汞;结束后开窗通风

本章扫码做题

口腔护理

├─ 评估 — 全面评估口腔卫生状况、自理能力及口腔卫生保健知识水平
│   ├─ 口腔卫生及清洁状况 — 口唇、口腔黏膜、牙龈、牙齿、舌及口腔气味等
│   ├─ 自理能力 — 病人完成口腔清洁活动的自理能力及判断是否存在自理缺陷
│   ├─ 对口腔卫生保健知识的了解程度
│   └─ 口腔特殊问题 — 是否存在义齿、口腔或口腔附近治疗、手术等特殊口腔问题
│
├─ 口腔卫生指导
│   ├─ 正确选择和使用清洁用具
│   │   ├─ 牙刷选择刷头较小、平滑,刷柄扁平而直,刷毛柔软、疏密适宜
│   │   ├─ 保持牙刷清洁、干燥,至少三个月更换一次
│   │   └─ 牙膏可根据需要选择含氟或药物等无腐蚀性牙膏
│   ├─ 正确的刷牙方法 — 颤动法、竖刷法
│   ├─ 正确使用牙线 — 建议每日使用牙线剔牙2次,以拉锯式将其嵌入牙间隙,拉住牙线两端呈"C"形
│   └─ 义齿的清洁护理 — 用餐后取下清洗,放于贴有标签的冷水杯中,勿浸入热水或乙醇中
│
└─ 口腔的清洁护理
    └─ 特殊口腔护理
        ├─ 高热、昏迷、危重、禁食、鼻饲、口腔疾患、术后及生活不能自理的,每日2~3次
        ├─ 目的
        │   ├─ 保持口腔清洁、湿润,预防口腔感染等并发症
        │   ├─ 去除口腔异味,促进病人食欲、舒适
        │   └─ 评估口腔变化(如黏膜、舌苔及牙龈等),提供病人病情变化的信息
        ├─ 操作
        │   ├─ 操作前准备
        │   │   ├─ 评估病人并解释,病人、环境、护士准备
        │   │   └─ 用物准备 — 常用护理液

名称	浓度	作用及适用范围
生理盐水		清洁口腔,预防感染
氯己定溶液	0.02%	清洁口腔、广谱抗菌
甲硝唑溶液	0.08%	用于厌氧菌感染
过氧化氢溶液	1%~3%	防腐、防臭,口腔溃烂、坏死组织者
复方硼酸溶液(朵贝尔溶液)		轻度抑菌、除臭
碳酸氢钠溶液	1%~4%	属碱性溶液,用于真菌感染
呋喃西林溶液	0.02%	清洁口腔、广谱抗菌
醋酸溶液	0.1%	用于铜绿假单胞菌感染
硼酸溶液	2%~3%	酸性防腐溶液,抑制细菌作用

        │   └─ 操作过程中注意要点
        │   ├─ 核对患者,协助病人侧卧或仰卧,头偏向一侧,面向护士
        │   ├─ 铺巾置盘,湿润清点棉球,湿润口唇
        │   ├─ 漱口 — 协助病人用吸水管吸水漱口(昏迷病人禁忌漱口)
        │   ├─ 口腔评估 — 观察口腔,如用开口器应从臼齿处放入,昏迷或牙关紧闭者可用开口器协助张口
        │   ├─ 按顺序擦拭 (防止棉球遗留在口腔,擦洗轻柔,防止碰伤黏膜和牙龈)
        │   │   ├─ 嘱病人咬合上、下齿,压舌板撑开左侧颊部,纵向擦洗牙齿左外侧
        │   │   ├─ 由臼齿洗向门齿,同法擦洗牙齿右外侧面
        │   │   ├─ 擦洗牙齿左上内侧面、左上咬合面、左下内侧面、左下咬合面
        │   │   ├─ 弧形擦洗左侧颊部,同法擦洗右侧牙齿
        │   │   ├─ 擦洗舌面、舌下及硬腭部
        │   │   └─ 擦洗完毕,再次清点棉球数量
        │   ├─ 再次漱口,再次评估口腔状况
        │   └─ 操作后处理 — 整理用物、洗手、记录 — 润唇
        └─ 注意事项
            ├─ 昏迷病人禁止漱口,以免引起误吸
            ├─ 对长期使用抗生素和激素的病人,应注意口腔有无真菌感染
            └─ 传染病人的用物需按消毒隔离原则进行处理

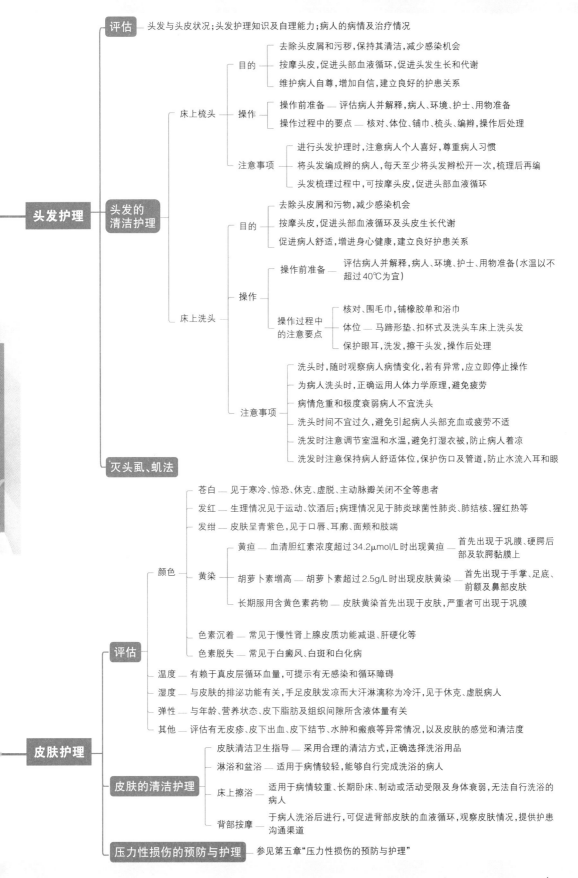

头发护理
　头发护理
　　评估 —— 头发与头皮状况;头发护理知识及自理能力;病人的病情及治疗情况
　　头发的清洁护理
　　　床上梳头
　　　　目的
　　　　　去除头皮屑和污秽,保持其清洁,减少感染机会
　　　　　按摩头皮,促进头部血液循环,促进头发生长和代谢
　　　　　维护病人自尊,增加自信,建立良好的护患关系
　　　　操作
　　　　　操作前准备 —— 评估病人并解释,病人、环境、护士、用物准备
　　　　　操作过程中的要点 —— 核对、体位、铺巾、梳头、编辫,操作后处理
　　　　注意事项
　　　　　进行头发护理时,注意病人个人喜好,尊重病人习惯
　　　　　将头发编成辫的病人,每天至少将头发辫松开一次,梳理后再编
　　　　　头发梳理过程中,可按摩头皮,促进头部血液循环
　　　床上洗头
　　　　目的
　　　　　去除头皮屑和污物,减少感染机会
　　　　　按摩头皮,促进头部血液循环及头皮生长代谢
　　　　　促进病人舒适,增进身心健康,建立良好护患关系
　　　　操作
　　　　　操作前准备 —— 评估病人并解释,病人、环境、护士、用物准备(水温以不超过40℃为宜)
　　　　　操作过程中的注意要点
　　　　　　核对、围毛巾,铺橡胶单和浴巾
　　　　　　体位 —— 马蹄形垫、扣杯式及洗头车床上洗头发
　　　　　　保护眼耳,洗发,擦干头发,操作后处理
　　　　注意事项
　　　　　洗头时,随时观察病人病情变化,若有异常,应立即停止操作
　　　　　为病人洗头时,正确运用人体力学原理,避免疲劳
　　　　　病情危重和极度衰弱病人不宜洗头
　　　　　洗头时间不宜过久,避免引起病人头部充血或疲劳不适
　　　　　洗发时注意调节室温和水温,避免打湿衣被,防止病人着凉
　　　　　洗发时注意保持病人舒适体位,保护伤口及管道,防止水流入耳和眼
　　灭头虱、虮法

皮肤护理
　评估
　　颜色
　　　苍白 —— 见于寒冷、惊恐、休克、虚脱、主动脉瓣闭锁不全等患者
　　　发红 —— 生理情况见于运动、饮酒后;病理情况见于肺炎球菌性肺炎、肺结核、猩红热等
　　　发绀 —— 皮肤呈青紫色,见于口唇、耳廓、面颊和肢端
　　　黄染
　　　　黄疸 —— 血清胆红素浓度超过34.2μmol/L时出现黄疸 —— 首先出现于巩膜、硬腭后部及软腭黏膜上
　　　　胡萝卜素增高 —— 胡萝卜素超过2.5g/L时出现皮肤黄染 —— 首先出现于手掌、足底、前额及鼻部皮肤
　　　　长期服用含黄色素药物 —— 皮肤黄染首先出现于皮肤,严重者可出现于巩膜
　　　色素沉着 —— 常见于慢性肾上腺皮质功能减退、肝硬化等
　　　色素脱失 —— 常见于白癜风、白斑和白化病
　　温度 —— 有赖于真皮层循环血量,可提示有无感染和循环障碍
　　湿度 —— 与皮肤的排泄功能有关,手足皮肤发凉而大汗淋漓称为冷汗,见于休克、虚脱病人
　　弹性 —— 与年龄、营养状态、皮下脂肪及组织间隙所含液体量有关
　　其他 —— 评估有无皮疹、皮下出血、皮下结节、水肿和瘢痕等异常情况,以及皮肤的感觉和清洁度
　皮肤的清洁护理
　　皮肤清洁卫生指导 —— 采用合理的清洁方式,正确选择洗浴用品
　　淋浴和盆浴 —— 适用于病情较轻,能够自行完成洗浴的病人
　　床上擦浴 —— 适用于病情较重、长期卧床、制动或活动受限及身体衰弱,无法自行洗浴的病人
　　背部按摩 —— 于病人洗浴后进行,可促进背部皮肤的血液循环,观察皮肤情况,提供护患沟通渠道
　压力性损伤的预防与护理 —— 参见第五章"压力性损伤的预防与护理"

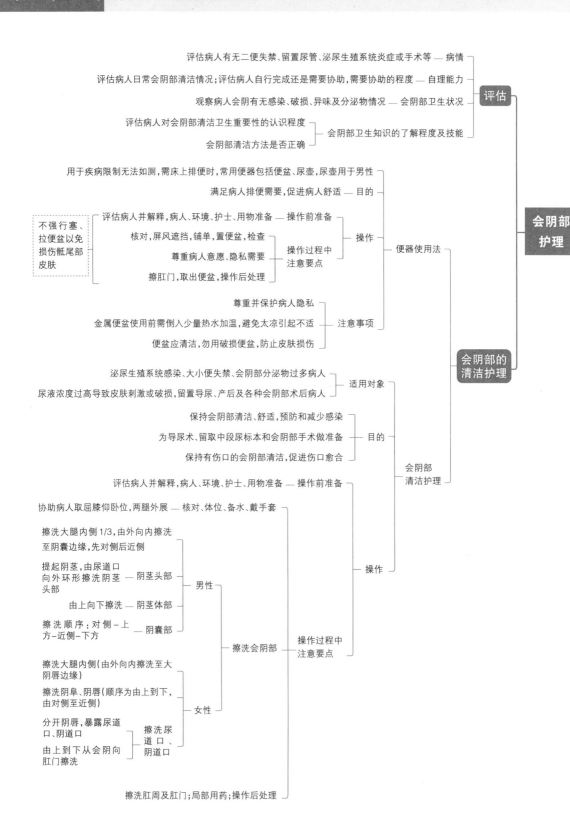

评估病人有无二便失禁、留置尿管、泌尿生殖系统炎症或手术等 — 病情

评估病人日常会阴部清洁情况;评估病人自行完成还是需要协助,需要协助的程度 — 自理能力

观察病人会阴有无感染、破损、异味及分泌物情况 — 会阴部卫生状况

评估病人对会阴部清洁卫生重要性的认识程度

会阴部清洁方法是否正确 ┤ 会阴部卫生知识的了解程度及技能

┤ 评估

用于疾病限制无法如厕,需床上排便时,常用便器包括便盆、尿壶,尿壶用于男性

满足病人排便需要,促进病人舒适 — 目的

评估病人并解释,病人、环境、护士、用物准备 — 操作前准备

不强行塞、拉便盆以免损伤骶尾部皮肤

核对,屏风遮挡,铺单,置便盆,检查

尊重病人意愿、隐私需要

擦肛门,取出便盆,操作后处理 ┤ 操作过程中注意要点

┤ 操作 — 便器使用法

尊重并保护病人隐私

金属便盆使用前需倒入少量热水加温,避免太凉引起不适

便盆应清洁,勿用破损便盆,防止皮肤损伤 ┤ 注意事项

泌尿生殖系统感染、大小便失禁、会阴部分泌物过多病人

尿液浓度过高导致皮肤刺激或破损,留置导尿、产后及各种会阴部术后病人 ┤ 适用对象

保持会阴部清洁、舒适,预防和减少感染

为导尿术、留取中段尿标本和会阴部手术做准备 — 目的

保持有伤口的会阴部清洁,促进伤口愈合

评估病人并解释,病人、环境、护士、用物准备 — 操作前准备

协助病人取屈膝仰卧位,两腿外展 — 核对、体位、备水、戴手套

擦洗大腿内侧1/3,由外向内擦洗至阴囊边缘,先对侧后近侧

提起阴茎,由尿道口向外环形擦洗阴茎 — 阴茎头部头部

由上向下擦洗 — 阴茎体部

擦洗顺序:对侧–上方–近侧–下方 — 阴囊部 ┤ 男性

擦洗大腿内侧(由外向内擦洗至大阴唇边缘)

擦洗阴阜、阴唇(顺序为由上到下,由对侧至近侧)

分开阴唇,暴露尿道口、阴道口

由上到下从会阴向肛门擦洗 ┤ 擦洗尿道口、阴道口

┤ 女性

擦洗肛周及肛门;局部用药;操作后处理

┤ 擦洗会阴部 — 操作过程中注意要点

┤ 操作

┤ 会阴部清洁护理

┤ 会阴部的清洁护理

┤ 会阴部护理

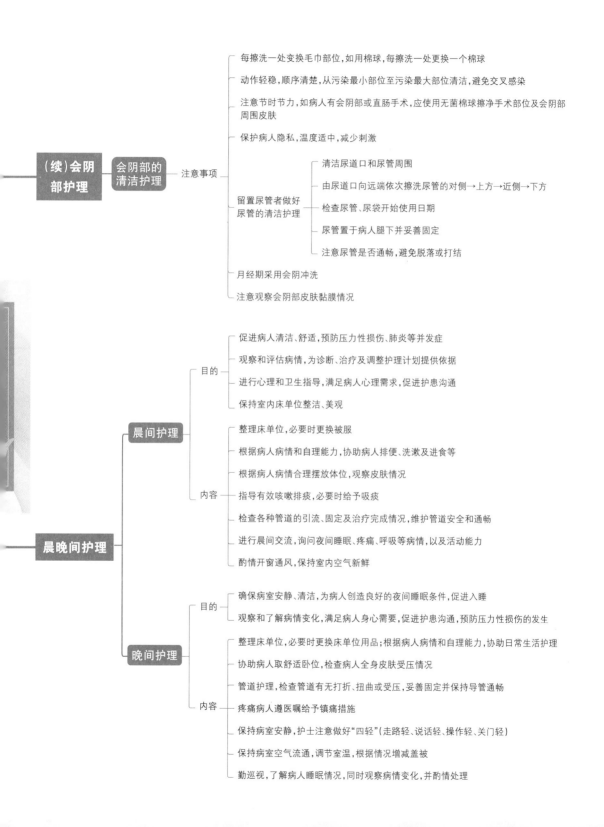

(续)会阴部护理

会阴部的清洁护理

注意事项
- 每擦洗一处变换毛巾部位,如用棉球,每擦洗一处更换一个棉球
- 动作轻稳,顺序清楚,从污染最小部位至污染最大部位清洁,避免交叉感染
- 注意节时节力,如病人有会阴部或直肠手术,应使用无菌棉球擦净手术部位及会阴部周围皮肤
- 保护病人隐私,温度适中,减少刺激
- 留置尿管者做好尿管的清洁护理
  - 清洁尿道口和尿管周围
  - 由尿道口向远端依次擦洗尿管的对侧→上方→近侧→下方
  - 检查尿管、尿袋开始使用日期
  - 尿管置于病人腿下并妥善固定
  - 注意尿管是否通畅,避免脱落或打结
- 月经期采用会阴冲洗
- 注意观察会阴部皮肤黏膜情况

晨晚间护理

晨间护理

目的
- 促进病人清洁、舒适,预防压力性损伤、肺炎等并发症
- 观察和评估病情,为诊断、治疗及调整护理计划提供依据
- 进行心理和卫生指导,满足病人心理需求,促进护患沟通
- 保持室内床单位整洁、美观

内容
- 整理床单位,必要时更换被服
- 根据病人病情和自理能力,协助病人排便、洗漱及进食等
- 根据病人病情合理摆放体位,观察皮肤情况
- 指导有效咳嗽排痰,必要时给予吸痰
- 检查各种管道的引流、固定及治疗完成情况,维护管道安全和通畅
- 进行晨间交流,询问夜间睡眠、疼痛、呼吸等病情,以及活动能力
- 酌情开窗通风,保持室内空气新鲜

晚间护理

目的
- 确保病室安静、清洁,为病人创造良好的夜间睡眠条件,促进入睡
- 观察和了解病情变化,满足病人身心需要,促进护患沟通,预防压力性损伤的发生

内容
- 整理床单位,必要时更换床单位用品;根据病人病情和自理能力,协助日常生活护理
- 协助病人取舒适卧位,检查病人全身皮肤受压情况
- 管道护理,检查管道有无打折、扭曲或受压,妥善固定并保持导管通畅
- 疼痛病人遵医嘱给予镇痛措施
- 保持病室安静,护士注意做好"四轻"(走路轻、说话轻、操作轻、关门轻)
- 保持病室空气流通,调节室温,根据情况增减盖被
- 勤巡视,了解病人睡眠情况,同时观察病情变化,并酌情处理

压力性损伤:指由压力或压力联合剪切力导致的皮肤和/或皮下组织的局部损伤,通常位于骨隆突处,但也可能与医疗器械或其他物体有关 —— **定义**

长期卧床或躯体移动障碍的病人,皮肤易出现的最严重问题,发病率高、病程发展快、难以治愈及治愈后易复发 —— **压力性损伤的特点**

垂直压力、摩擦力和剪切力引起,通常是2~3种力联合作用导致 —— 力学因素

大小便、汗液、尿液及各种渗出引流液等引起的潮湿导致皮肤浸渍、松软,削弱其屏障作用 —— 局部潮湿或排泄物刺激

是影响形成压力性损伤的重要因素,营养摄入不足,蛋白合成减少,出现负氮平衡,肌肉萎缩

皮肤一旦受压,受压处因缺乏肌肉和脂肪组织保护易形成压力性损伤 —— 营养状况

老年人皮肤干燥、松弛、缺乏弹性、皮下脂肪萎缩、变薄,抵抗力下降等致皮肤易损性增加 —— 年龄

体温升高时,组织细胞对氧需求增加,加之组织受压,使组织缺氧更加严重,压力性损伤发生率升高 —— 体温升高

可在医疗器械使用的部位产生压力和(或)造成局部温湿度改变,而发生不同程度的压力性损伤 —— 医疗器械使用不当

多由神经损伤、手术麻醉或制动造成

自主活动能力减退或丧失使局部组织受压,血液循环障碍而发生压力性损伤 —— 机体活动和(或)感觉障碍

使机体对压力的敏感性增加,导致压力性损伤发生率增高 —— 急性应激因素

压力性损伤发生的原因

皮肤完整的指压不变白的红斑 —— 1期

部分皮层缺损,真皮层暴露,基底面表现为粉红色或红色、湿润 —— 2期

可能呈现整或破裂的血清样水疱,脂肪层与深部组织未暴露,无肉芽组织、腐肉与焦痂

全层组织缺失,可见皮下脂肪暴露,但骨头、肌腱、肌肉未外露 —— 3期

有腐肉存在,但组织缺失的深度不明确

全层组织缺失,伴有骨、肌腱或肌肉外露,伤口床的某些部位有腐肉或焦痂,常常伴有潜行或窦道 —— 4期

由于伤口床被腐肉或焦痂覆盖,无法确定伤口具体程度;去除腐肉或焦痂后,可为3期或4期压力性损伤 —— 不可分期

局部皮肤完整但可出现颜色改变,如紫色或褐红色,或有淤伤,或充血水疱

受损区域的软组织可能有疼痛、硬块,有黏糊状的渗出,潮湿、发热或冰冷 —— 深部组织损伤

伤口可能会迅速发展,暴露组织损伤的实际程度或自行消失而不出现组织损伤

压力性损伤的分期

及时(入院8h内)动态、客观、综合、有效地进行结构化风险评估

皮肤状态、行为/行动能力、灌注及氧合、营养状态、皮肤潮湿度

其他:年龄、体温、感觉、血液学指标及健康状况 —— 危险因素

常用方法之一 —— Braden危险因素评估表

公认预测压力性损伤发生的有效评分法,适用于老年人的评估 —— Norton压力性损伤风险评估表 —— 常用风险评估工具

压力性损伤的评估

（续）压力性损伤的评估

- **高危人群**
  - 神经系统疾病、脊髓损伤、老年、身体衰弱、营养不良、肥胖
  - 水肿、发热、疼痛、手术后、使用医疗器械的病人

- **易患部位**
  - 受压部位
    - 仰卧位 — 好发于枕骨粗隆、肩胛、肘、脊椎体隆突处、骶尾、足跟
    - 侧卧位 — 好发于耳廓、肩峰、肋骨、肘部、髋部、膝关节内外侧、内外踝
    - 俯卧位 — 好发于面颊、耳廓、肩部、女性乳房、男性生殖器、髂嵴、膝部、足尖
    - 坐位 — 好发于坐骨结节处
  - 医疗器械与皮肤接触的相关部位 — 如无创面罩、连续加压装置、夹板、支架等医疗器械与皮肤接触的部位

压力性损伤的预防

- 关键在于加强管理，消除危险因素 — 六勤 — 勤观察、勤翻身、勤按摩、勤擦洗、勤整理、勤更换

- **进行皮肤评估**
  - 皮肤有无红斑，温度，有无水肿、疼痛，相对于周围组织硬度的改变
  - 医疗器械下方和周围受压皮肤有无压力相关损伤

- **采取预防性皮肤护理措施**
  - 摆体位时避免红斑区受压，保持皮肤干燥、禁止按摩或用力擦洗压力性损伤易患部位
  - 为失禁病人制订并执行个体化失禁管理计划
  - 使用皮肤保护用品或隔离防护措施，预防皮肤浸渍

- **进行营养筛查与营养评估** — 营养不良是导致压力性损伤发生的原因之一，也是影响压力性损伤进展和愈合的因素

- **进行体位交换** — 每2h翻身一次，必要时每30min翻身一次，避免推、拉、推等

- **选择和使用合适的支撑面、鼓励患者早期活动** — 支撑面（如泡沫床垫、气垫床、减压坐垫等）；病情允许鼓励尽早离床活动

- **预防医疗器械相关压力性损伤**
  - 合理选择和正确使用医疗器械，佩戴合适，避免过度受压
  - 定期评估皮肤，做好皮肤护理，采取压力再分布措施，使用预防性敷料

- **实施健康教育** — 确保病人及家属知情权，了解压力性损伤的相关知识和技能

压力性损伤的治疗与护理

- **全身治疗与护理** — 治疗原发病、补充营养、抗感染治疗

- **局部治疗与护理**
  - 1期重点是去除致病原因，保护局部皮肤，促进血液循环
  - 2期重点是加强创面水疱内渗液的保护和处理，预防感染
  - 3期和4期重点是清洁伤口，清除坏死组织，促进肉芽组织生长，预防和控制感染
  - 压力性损伤评估及愈合监测、疼痛评估与处理
  - 使用伤口敷料
    - 湿性敷料目前广泛用于临床
    - 常用湿性敷料 — 水胶体、透明膜、水凝胶、藻酸盐类、泡沫类等
  - 伤口护理
    - 清洗 — 每次更换敷料时清洗伤口，清除残留物和敷料残留物
    - 清创 — 指清除压力性损伤创面或创缘无活力的坏死组织
  - 药物治疗 — 局部用药，如碘伏、胰岛素等，或采用清热解毒、活血化瘀等中药治疗
  - 手术治疗 — 对于经保守治疗无效的3期和4期压力性损伤，已成蜂窝组织炎或疑似有败血症或伴有潜行、窦道/瘘管和（或）广泛坏死组织的压力性损伤
  - 其他新兴治疗方法 — 如将生长因子、生物物理方法等用于压力性损伤治疗

2014国际NPUAP/EPUAP压疮分类系统详见第六版《基础护理学》第170页压疮预防的新兴疗法：控制微环境，使用预防性敷料，使用纺织面料，采用肌肉电刺激

注：压力性损伤的定义出至2019年版《压疮/压力性损伤的预防和治疗：临床实践指南》，压力性损伤的分期出至2016年美国压疮咨询委员会（NPHAP）对压疮的分期进行了更新

本章扫码做题

休息:通过改变当前的活动方式,使身心放松,处于一种没有紧张和焦虑的松弛状态。包括身体、心理两方面的放松 —— **定义**

减轻或消除疲劳,缓解精神紧张和压力 ┐
维持机体生理调节的规律性,促进机体正常的生长发育 ├ **休息的意义**
减少能量的消耗,促进蛋白质的合成及组织修复 ┘

身体舒适;个体心理和情绪状态 — 身体、心理 ┐
医院的物理环境;睡眠的数量和质量是影响休息的重要因素 — 环境、睡眠 ┘ **休息的条件**

及时评估并减轻身体的不适 — 增加身体的舒适 ┐
及时调节不良情绪,保持健康的心理状态 — 促进心理的放松 │
以病人为中心,充分考虑病人的舒适与方便 — 保证环境的和谐 ├ **协助病人休息的措施**
全面评估影响病人睡眠的因素及病人个人的睡眠习惯 ┐│
制订促进睡眠的措施,保证病人睡眠的时间和质量 ┘ 保证足够的睡眠 ┘

休息

睡眠中枢位于脑干尾端,此部位各种刺激性病变可引起过度睡眠,而破坏性病变可引起睡眠减少 — 睡眠的发生机制

睡眠是一种周期现象,循环发生,每天1个周期,睡眠时视、触、嗅、听等感觉减退,骨骼肌反射和肌肉紧张度减弱 ┐
睡眠时出现血压下降、心率减慢、呼吸变慢、瞳孔缩小、尿量减少等 ┘ 睡眠的生理特点

分为慢波睡眠和快波睡眠,成人进入睡眠后,首先是慢波睡眠,80~120min后转入快波睡眠,维持20~30min后,又转入慢波睡眠,整个约有4~5次交替
两种睡眠时相状态均可转为觉醒状态,觉醒状态只能进入慢波睡眠,不能进入快波睡眠

各阶段的变化			
睡眠分期		特点	脑电图特点
NREM期	第Ⅰ期	可被外界的声响或说话声惊醒	低电压α节律,频率为8~12次/s
	第Ⅱ期	进入睡眠状态,仍易被惊醒	出现快速、宽大的梭状波,频率为14~16次/s
	第Ⅲ期	睡眠逐渐加深,需要巨大的声响才能使之觉醒	梭状波与δ波交替出现
	第Ⅳ期	为沉睡期,很难唤醒,可出现梦游和遗尿	缓慢而高的δ波,频率为1~2次/s
REM期		眼肌活跃,眼球迅速转动,此时期出现梦境	呈不规则的低电压波形,与第Ⅰ期相似

睡眠的时相

睡眠的生理

每个周期含有60~120min不等的有序睡眠时相,平均90min ┐
成人每次6~8h的睡眠中,平均包含4~6个睡眠时相周期 ┘ 睡眠周期

新生儿24h中大多处于睡眠状态,1周以后为16~20h ┐
婴儿为14~15h;幼儿为12~14h;学龄儿童为10~12h ├ 年龄影响 ┐
青少年为8~9h;成人一般为7~8h;50岁以上平均7h ┘ │
疲劳、怀孕、术后或患病状态时睡眠需要量增加 — 个体健康状况影响 ├ **睡眠的需要**
体力劳动者,劳动强度大、工作时间长的人需要的睡眠时间长 — 职业影响 ┘

睡眠

睡眠时间与年龄成反比 — 年龄 ┐
睡眠是一种周期现象,发生在昼夜性节律的最低期,与生物钟保持一致 ┤
指人体根据内在的生物性规律,在24h内规律地运行它的活动 ┐ 生理 ┤
相当于一个人的生物钟,每天24h周期规律运转,形成日常生活节奏 ┘ 昼夜性节律 ┤ 影响睡眠因素的评估 — **睡眠的评估**

还与病理、环境、药物、情绪、食物、个人习惯、生活方式等因素相关

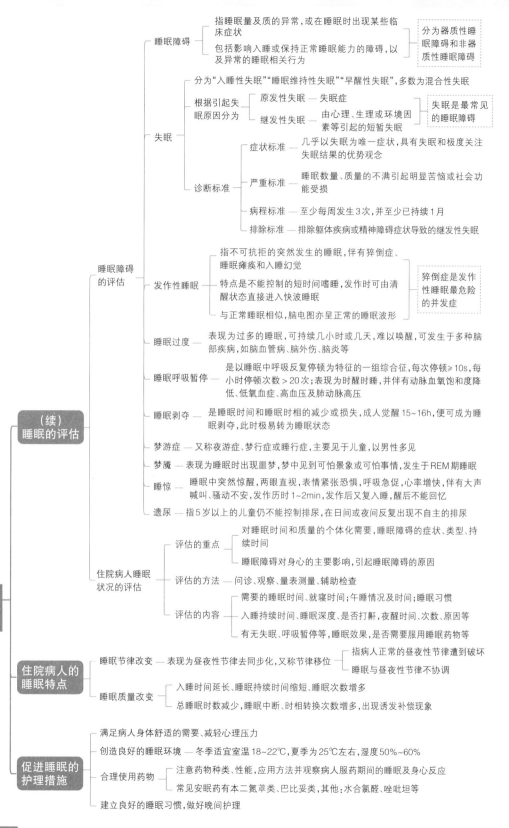

睡眠障碍
- 指睡眠量及质的异常,或在睡眠时出现某些临床症状
- 包括影响入睡或保持正常睡眠能力的障碍,以及异常的睡眠相关行为

分为器质性睡眠障碍和非器质性睡眠障碍

失眠
- 分为"入睡性失眠""睡眠维持性失眠""早醒性失眠",多数为混合性失眠
- 根据引起失眠原因分为
  - 原发性失眠 —— 失眠症
  - 继发性失眠 —— 由心理、生理或环境因素等引起的短暂失眠

  失眠是最常见的睡眠障碍

- 诊断标准
  - 症状标准 —— 几乎以失眠为唯一症状,具有失眠和极度关注失眠结果的优势观念
  - 严重标准 —— 睡眠数量、质量的不满引起明显苦恼或社会功能受损
  - 病程标准 —— 至少每周发生3次,并至少已持续1月
  - 排除标准 —— 排除躯体疾病或精神障碍症状导致的继发性失眠

（续）睡眠的评估 —— 睡眠障碍的评估

发作性睡眠
- 指不可抗拒的突然发生的睡眠,伴有猝倒症、睡眠瘫痪和入睡幻觉
- 特点是不能控制的短时间嗜睡,发作时可由清醒状态直接进入快波睡眠
- 与正常睡眠相似,脑电图亦呈正常的睡眠波形

猝倒症是发作性睡眠最危险的并发症

睡眠过度 —— 表现为过多的睡眠,可持续几小时或几天,难以唤醒,可发生于多种脑部疾病,如脑血管病、脑外伤、脑炎等

睡眠呼吸暂停 —— 是以睡眠中呼吸反复停顿为特征的一组综合征,每次停顿≥10s,每小时停顿次数>20次;表现为时醒时睡,并伴有动脉血氧饱和度降低、低氧血症、高血压及肺动脉高压

睡眠剥夺 —— 是睡眠时间和睡眠时相的减少或损失,成人觉醒15~16h,便可成为睡眠剥夺,此时极易转为睡眠状态

梦游症 —— 又称夜游症、梦行症或睡行症,主要见于儿童,以男性多见

梦魇 —— 表现为睡眠时出现噩梦,梦中见到可怕景象或可怕事情,发生于REM期睡眠

睡惊 —— 睡眠中突然惊醒,两眼直视,表情紧张恐惧,呼吸急促,心率增快,伴有大声喊叫、骚动不安,发作历时1~2min,发作后又复入睡,醒后不能回忆

遗尿 —— 指5岁以上的儿童仍不能控制排尿,在日间或夜间反复出现不自主的排尿

住院病人睡眠状况的评估
- 评估的重点
  - 对睡眠时间和质量的个体化需要,睡眠障碍的症状、类型、持续时间
  - 睡眠障碍对身心的主要影响,引起睡眠障碍的原因
- 评估的方法 —— 问诊、观察、量表测量、辅助检查
- 评估的内容
  - 需要的睡眠时间、就寝时间;午睡情况及时间;睡眠习惯
  - 入睡持续时间、睡眠深度、是否打鼾,夜醒时间、次数、原因等
  - 有无失眠、呼吸暂停等,睡眠效果,是否需要服用睡眠药物等

（续）睡眠

住院病人的睡眠特点
- 睡眠节律改变 —— 表现为昼夜性节律去同步化,又称节律移位
  - 指病人正常的昼夜性节律遭到破坏
  - 睡眠与昼夜性节律不协调
- 睡眠质量改变
  - 入睡时间延长、睡眠持续时间缩短、睡眠次数增多
  - 总睡眠时数减少,睡眠中断、时相转换次数增多,出现诱发补偿现象

促进睡眠的护理措施
- 满足病人身体舒适的需要、减轻心理压力
- 创造良好的睡眠环境 —— 冬季适宜室温18~22℃,夏季为25℃左右,湿度50%~60%
- 合理使用药物
  - 注意药物种类、性能,应用方法并观察病人服药期间的睡眠及身心反应
  - 常见安眠药有本二氮草类、巴比妥类,其他:水合氯醛、唑吡坦等
- 建立良好的睡眠习惯,做好晚间护理

知识拓展 —— 国际精神卫生和神经科学基金会于2001年发起了一项全球睡眠和健康计划,并将每年的3月21日,即春季第一天定为"世界睡眠日(World Sleep Day)";2003年,中国睡眠研究会将"世界睡眠日"正式引入中国

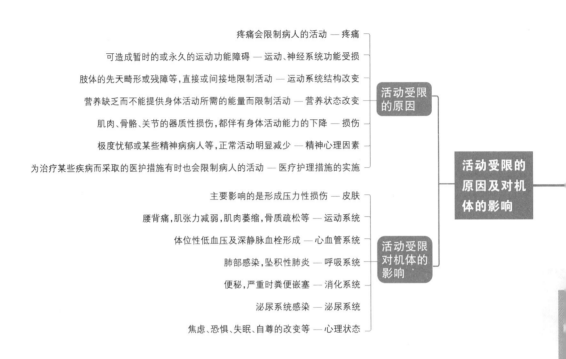

疼痛会限制病人的活动 — 疼痛

可造成暂时的或永久的运动功能障碍 — 运动、神经系统功能受损

肢体的先天畸形或残障等,直接或间接地限制活动 — 运动系统结构改变

营养缺乏而不能提供身体活动所需的能量而限制活动 — 营养状态改变　　活动受限的原因

肌肉、骨骼、关节的器质性损伤,都伴有身体活动能力的下降 — 损伤

极度忧郁或某些精神病病人等,正常活动明显减少 — 精神心理因素

为治疗某些疾病而采取的医护措施有时也会限制病人的活动 — 医疗护理措施的实施

活动受限的原因及对机体的影响

主要影响的是形成压力性损伤 — 皮肤

腰背痛,肌张力减弱,肌肉萎缩,骨质疏松等 — 运动系统

体位性低血压及深静脉血栓形成 — 心血管系统　　活动受限对机体的影响

肺部感染,坠积性肺炎 — 呼吸系统

便秘,严重时粪便嵌塞 — 消化系统

泌尿系统感染 — 泌尿系统

焦虑、恐惧、失眠、自尊的改变等 — 心理状态

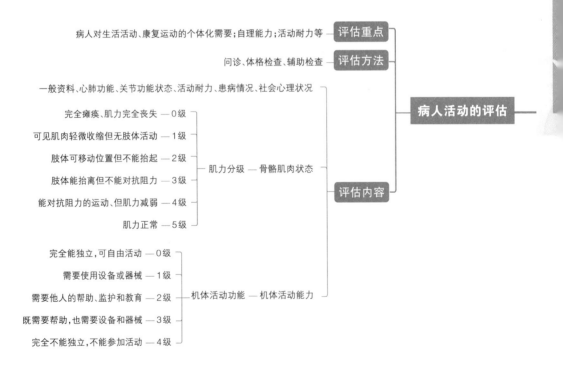

病人对生活活动、康复运动的个体化需要;自理能力;活动耐力等 — 评估重点

问诊、体格检查、辅助检查 — 评估方法

病人活动的评估

一般资料、心肺功能、关节功能状态、活动耐力、患病情况、社会心理状况

完全瘫痪、肌力完全丧失 — 0级

可见肌肉轻微收缩但无肢体活动 — 1级

肢体可移动位置但不能抬起 — 2级

肢体能抬离但不能对抗阻力 — 3级　　肌力分级 — 骨骼肌肉状态

能对抗阻力的运动、但肌力减弱 — 4级

肌力正常 — 5级

评估内容

完全能独立,可自由活动 — 0级

需要使用设备或器械 — 1级

需要他人的帮助、监护和教育 — 2级　　机体活动功能 — 机体活动能力

既需要帮助,也需要设备和器械 — 3级

完全不能独立,不能参加活动 — 4级

协助病人活动

- **协助病人变换体位** — 促进局部血液循环,保持关节和肌肉的正常生理功能和活动范围,避免压力性损伤的发生

- **关节活动度练习**
  - 目的
    - 维持关节活动度,预防关节僵硬、粘连和挛缩
    - 促进血液循环,利于关节营养的供给
    - 恢复关节功能、维持肌张力
  - 操作方法
    - 运用人体力学原理,帮助病人采取自然放松姿势,面向并靠近操作者
    - 各关节的活动形式和范围

部位	屈曲	伸展	过伸	外展	内收	内旋	外旋
脊柱	颈段前曲35°	后伸35°			左右侧屈30°		
	腰段前曲45°	后伸20°					
肩部	前屈135°	后伸45°		90°	左右侧屈30°	135°	45°
肘关节	150°	0°	5~10°		45°		
前臂						旋前80°	旋后100°
腕关节	掌屈80°	背伸70°		桡侧偏屈50°	尺侧偏屈35°		
手	掌指关节90°			拇指屈曲50°		过伸45°	
	近侧指间关节120°					屈曲80°	
	远侧指间关节60~80°					外展70°	
髋	150°	0°	15°	45°		40°	60°
膝	135°	0°	10°		30°		
踝关节	背屈25°	跖屈45°					

  - （操作方法续）
    - 活动关节时操作者的手应作环状或支架支撑关节远端的身体
    - 每个关节每次作5~10次完整的关节活动范围练习,当病人出现疼痛等不适时,停止操作
    - 结束后,测量生命体征,协助病人取舒适位,整理床单位
    - 记录每日运动的项目、次数、时间以及关节活动度的变化
  - 注意事项
    - 运动前全面评估病人的疾病情况、机体活动能力等,制定运动计划
    - 运动前保持病室安静、空气清新、温湿度适宜,帮助病人更换宽松、舒适的衣服
    - 运动中,注意观察病人对活动的反应及耐受性,观察有无僵硬、疼痛等不良反应
    - 对急性关节炎、骨折、肌腱断裂、关节脱位的病人进行练习时,应在康复医生指导下完成
    - 对有心脏病的病人,在练习时注意观察病人有无胸痛、心律、心率、血压等方面的变化
    - 向病人及家属介绍关节活动的重要性,鼓励患者并最终达到由被动转为主动的运动方式
    - 运动后应及时、准确地记录运动的时间、内容、次数等

- **肌肉练习**
  - 等长练习—可增加肌肉张力而不改变肌肉长度的练习
  - 等张练习—指对抗一定的负荷作关节的活动锻炼,同时也锻炼肌肉收缩
  - 进行肌肉锻炼时注意事项
    - 制定合适的运动计划,及时给予赞扬和鼓励,增强信心
    - 肌肉锻炼前后应作充分地准备及放松,避免肌肉损伤
    - 严格掌握运动的量与频率,以达到肌肉适度疲劳而不出现明显疼痛为原则
    - 如锻炼中出现严重疼痛、不适,或伴有血压等方面的变化,应及时停止锻炼并处理
    - 高血压、冠心病及其他心血管的病人慎用肌力练习

体温:也称体核温度,指身体内部胸腔、腹腔和中枢神经的温度
体表温度:指皮肤表面温度,可受环境温度和衣着情况的影响且低于体核温度
基础体温:指人体在(持续)较长时间(6~8h)的睡眠后醒来,尚未进行任何活动之前所测量的体温 —— **定义**

由糖、脂肪、蛋白质氧化分解而产生 —— **体温的形成**

是细胞新陈代谢的过程,人体以化学方式产热,主要产热部位是肝脏、骨骼肌 —— 产热过程 ┐
　　　　　　　　　　　　　　　　　　　　　　　　　　　　　　　　　　　　　　├ **产热与散热**
人体最主要散热部位是皮肤,主要散热方式为辐射、传导、对流、蒸发 ┐
外界温度等于或高于人体皮肤温度时,蒸发成为人体唯一的散热形式 ┘—— 散热过程 ┘

为游离神经末梢,分布于皮肤、黏膜、内脏,包括冷、热感受器 —— 外周温度感受器 ┐
　　　　　　　　　　　　　　　　　　　　　　　　　　　　　　├ 温度感受器 ┐
分布于下丘脑、脑干网状结构、脊髓等部位,包括热敏神经元和冷敏神经元 —— 中枢温度感受器 ┘　　　├ **体温的调节** ┐
　　　├ **正常体温及生理变化**
位于下丘脑 —— 体温调节中枢 ┘

口温(36.3~37.2℃)、肛温(36.5~37.7℃)、腋温(36.0~37.0℃) —— 正常体温 ┐
随昼夜、年龄、性别、活动、药物等出现变化 ┐　　　　　　　　　　　　　├ **体温的生理变化** ┘
变化范围一般不超过0.5~1.0℃;24h内呈周期性波动,清晨2~6时最低,午后1~6时最高 ├ 生理变化
儿童、青少年体温高于成年人,老年人体温低于青、壮年,成年女性体温平均高于男性0.3℃ ┘

低热(37.3~38.0℃)、中等热(38.1~39.0℃)、高热(39.1~41.0℃)、超高热(41℃以上) —— 临床分级(口腔温度为例)

产热大于散热,主要表现为乏力、皮肤苍白、干燥无汗、畏寒、寒战 ┐
体温骤升常见于肺炎球菌肺炎、疟疾等;渐升常见于伤寒 ┘—— 体温上升期 ┐

产热和散热在较高水平趋于平衡 —— 高热持续期 ┐
主要表现为面色潮红、皮肤灼热、口唇干燥、呼吸脉搏加快、头痛头晕、食欲下降、全身不适、软弱无力 ┘　├ 发热过程及表现

散热大于产热,体温恢复至正常水平 —— 退热期 ┐
常见于肺炎球菌肺炎、疟疾 —— 骤退 ┐
常见于伤寒等 —— 渐退 ┘—— 主要表现为大量出汗、皮肤潮湿 ┘

热型	体温	常见疾病
稽留热	持续39~40℃,达数天或数周,24h波动不超过1℃	肺炎球菌肺炎、伤寒等
弛张热	39℃以上,24h内温差达1℃以上,最低时仍高于正常	败血症、风湿热、化脓性疾病等
间歇热	骤然升高至39℃以上,持续数小时或更长,然后下降至正常或以下,一个间歇后,又升高,反复发作,高热期和无热期交替出现	疟疾等
不规则热	无一定规律,持续时间不定	流行性感冒、癌性发热等

常见热型 ┐
　　　　├ 体温过高 ┐
　　　　　　　　　├ **异常体温的评估及护理**

可采用冷毛巾、冰袋、化学致冷袋 —— 体温>39℃,选用局部冷疗 ┐
采用温水擦浴、乙醇擦浴方式 —— 体温>39.5℃,选用全身冷疗 ├ 降低体温 ┐
药物降温是通过降低体温中枢的兴奋性及血管扩张、出汗等方式促进散热而达到降温目的 ┘

降温30min后应测体温

观察生命体征变化、发热类型、程度 ┐
体温一般每日测量4次;高热时每4h测量一次,恢复正常3d后,改为每日1~2次 │
观察是否出现寒战、淋巴结肿大、出血、关节肿痛等伴随症状及发热的原因、诱因是否消除 ├ 病情观察 ┐
观察治疗效果,饮水量、尿量、体重变化,四肢末梢循环情况等,及时给予对症处理 ┘　　　　├ 护理措施
高热量、高蛋白、高维生素、易消化的流质或半流质食物;鼓励饮水每天3000mL为宜 —— 补充营养和水分 │
促进病人舒适、心理护理 ┘

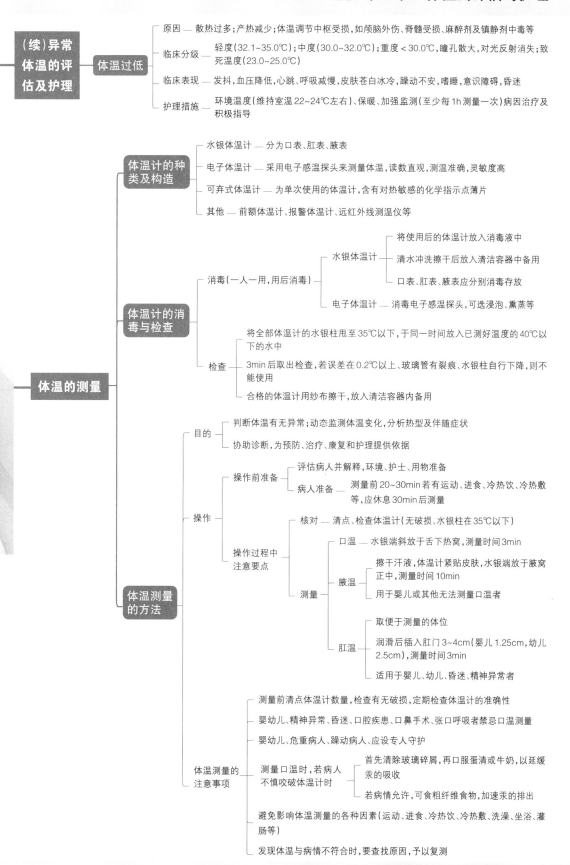

(续)异常体温的评估及护理

体温过低
- 原因 — 散热过多;产热减少;体温调节中枢受损,如颅脑外伤、脊髓受损、麻醉剂及镇静剂中毒等
- 临床分级 — 轻度(32.1~35.0℃);中度(30.0~32.0℃);重度<30.0℃,瞳孔散大,对光反射消失;致死温度(23.0~25.0℃)
- 临床表现 — 发抖,血压降低,心跳、呼吸减慢,皮肤苍白冰冷,躁动不安,嗜睡,意识障碍,昏迷
- 护理措施 — 环境温度(维持室温22~24℃左右)、保暖、加强监测(至少每1h测量一次)病因治疗及积极指导

体温的测量

体温计的种类及构造
- 水银体温计 — 分为口表、肛表、腋表
- 电子体温计 — 采用电子感温探头来测量体温,读数直观,测温准确,灵敏度高
- 可弃式体温计 — 为单次使用的体温计,含有对热敏感的化学指示点薄片
- 其他 — 前额体温计、报警体温计、远红外线测温仪等

体温计的消毒与检查
- 消毒(一人一用,用后消毒)
  - 水银体温计
    - 将使用后的体温计放入消毒液中
    - 清水冲洗擦干后放入清洁容器中备用
    - 口表、肛表、腋表应分别消毒存放
  - 电子体温计 — 消毒电子感温探头,可选浸泡、熏蒸等
- 检查
  - 将全部体温计的水银柱甩至35℃以下,于同一时间放入已测好温度的40℃以下的水中
  - 3min后取出检查,若误差在0.2℃以上、玻璃管有裂痕、水银柱自行下降,则不能使用
  - 合格的体温计用纱布擦干,放入清洁容器内备用

体温测量的方法
- 目的
  - 判断体温有无异常;动态监测体温变化,分析热型及伴随症状
  - 协助诊断,为预防、治疗、康复和护理提供依据
- 操作
  - 操作前准备
    - 评估病人并解释,环境、护士、用物准备
    - 病人准备 — 测量前20~30min若有运动、进食、冷热饮、冷热敷等,应休息30min后测量
  - 操作过程中注意要点
    - 核对 — 清点、检查体温计(无破损、水银柱在35℃以下)
    - 测量
      - 口温 — 水银端斜放于舌下热窝,测量时间3min
      - 腋温
        - 擦干汗液,体温计紧贴皮肤,水银端放于腋窝正中,测量时间10min
        - 用于婴儿或其他无法测量口温者
      - 肛温
        - 取便于测量的体位
        - 润滑后插入肛门3~4cm(婴儿1.25cm,幼儿2.5cm),测量时间3min
        - 适用于婴儿、幼儿、昏迷、精神异常者
- 体温测量的注意事项
  - 测量前清点体温计数量,检查有无破损,定期检查体温计的准确性
  - 婴幼儿、精神异常、昏迷、口腔疾患、口鼻手术、张口呼吸者禁忌口温测量
  - 婴幼儿、危重病人、躁动病人,应设专人守护
  - 测量口温时,若病人不慎咬破体温计时
    - 首先清除玻璃碎屑,再口服蛋清或牛奶,以延缓汞的吸收
    - 若病情允许,可食粗纤维食物,加速汞的排出
  - 避免影响体温测量的各种因素(运动、进食、冷热饮、冷热敷、洗澡、坐浴、灌肠等)
  - 发现体温与病情不符合时,要查找原因,予以复测

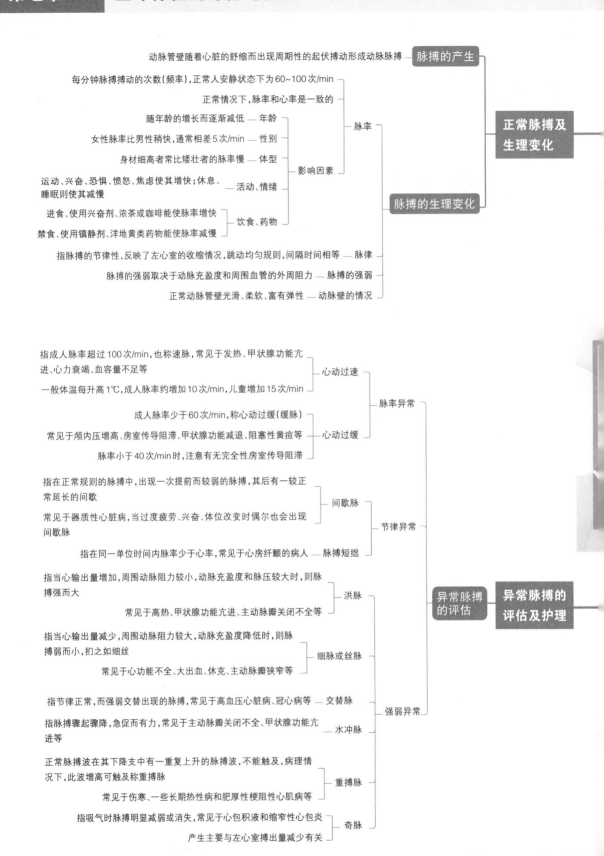

动脉管壁随着心脏的舒缩而出现周期性的起伏搏动形成动脉脉搏 —— 脉搏的产生

每分钟脉搏搏动的次数(频率),正常人安静状态下为60~100次/min

正常情况下,脉率和心率是一致的

随年龄的增长而逐渐减低 —— 年龄

女性脉率比男性稍快,通常相差5次/min —— 性别

身材细高者常比矮壮者的脉率慢 —— 体型

运动、兴奋、恐惧、愤怒、焦虑使其增快;休息、睡眠则使其减慢 —— 活动、情绪

进食、使用兴奋剂、浓茶或咖啡能使脉率增快

禁食、使用镇静剂、洋地黄类药物能使脉率减慢 —— 饮食、药物

—— 脉率　—— 影响因素

指脉搏的节律性,反映了左心室的收缩情况,跳动均匀规则,间隔时间相等 —— 脉律

脉搏的强弱取决于动脉充盈度和周围血管的外周阻力 —— 脉搏的强弱

正常动脉管壁光滑、柔软、富有弹性 —— 动脉壁的情况

—— 脉搏的生理变化　—— **正常脉搏及生理变化**

指成人脉率超过100次/min,也称速脉,常见于发热、甲状腺功能亢进、心力衰竭、血容量不足等

一般体温每升高1℃,成人脉率约增加10次/min,儿童增加15次/min

—— 心动过速

成人脉率少于60次/min,称心动过缓(缓脉)

常见于颅内压增高、房室传导阻滞、甲状腺功能减退、阻塞性黄疸等

脉率小于40次/min时,注意有无完全性房室传导阻滞

—— 心动过缓

—— 脉率异常

指在正常规则的脉搏中,出现一次提前而较弱的脉搏,其后有一较正常延长的间歇

常见于器质性心脏病,当过度疲劳、兴奋、体位改变时偶尔也会出现间歇脉

—— 间歇脉

指在同一单位时间内脉率少于心率,常见于心房纤颤的病人 —— 脉搏短绌

—— 节律异常

指当心输出量增加,周围动脉阻力较小,动脉充盈度和脉压较大时,则脉搏强而大

常见于高热、甲状腺功能亢进、主动脉瓣关闭不全等

—— 洪脉

指当心输出量减少,周围动脉阻力较大,动脉充盈度降低时,则脉搏弱而小,扪之如细丝

常见于心功能不全、大出血、休克、主动脉瓣狭窄等

—— 细脉或丝脉

指节律正常,而强弱交替出现的脉搏,常见于高血压心脏病、冠心病等 —— 交替脉

指脉搏骤起骤降,急促而有力,常见于主动脉瓣关闭不全、甲状腺功能亢进等 —— 水冲脉

正常脉搏波在其下降支中有一重复上升的脉搏波,不能触及,病理情况下,此波增高可触及称重搏脉

常见于伤寒、一些长期热性病和肥厚性梗阻性心肌病等

—— 重搏脉

指吸气时脉搏明显减弱或消失,常见于心包积液和缩窄性心包炎

产生主要与左心室搏出量减少有关

—— 奇脉

—— 强弱异常

—— 异常脉搏的评估　—— **异常脉搏的评估及护理**

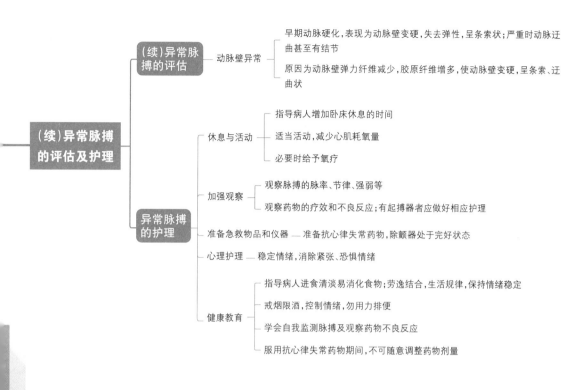

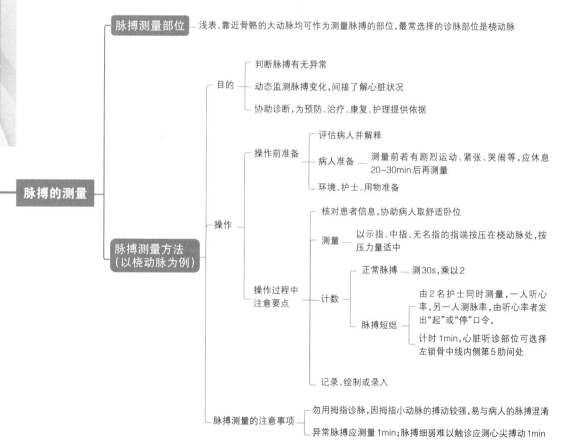

第七章　生命体征的评估与护理

血压:指血管内流动着的血液对单位面积血管壁的侧压力(压强),在不同血管内,血压被分别称为动脉血压、毛细血管压和静脉血压,一般所说的血压是指动脉血压 —— **定义**

心室收缩时,动脉血压上升达到的最高值 —— 收缩压
心室舒张末期,动脉血压下降达到的最低值 —— 舒张压
收缩压与舒张压的差值 —— 脉搏压(脉压)
在一个心动周期中,动脉血压的平均值称平均动脉压,约等于舒张压加1/3脉压 —— 平均动脉压 —— **相关的定义**

多因素相互作用 ┫
心脏射血与外周阻力是形成血压的基本因素,大动脉的弹性贮器作用对血压形成也起重要作用
产生动脉血压的前提条件是心血管内有足够的血液充盈
心脏射血是形成动脉血压的能量来源
—— 血压的形成

收缩压的高低主要反映每搏输出量的多少 —— 每搏输出量
主要影响舒张压 —— 心率
舒张压的高低主要反映外周阻力的大小 —— 外周阻力
大动脉管壁的弹性对血压起缓冲作用 —— 主动脉和大动脉管壁的弹性
循环血量减少或血管容量扩大,血压便会下降 —— 循环血量与血管容量
长期持续的高血压,是脑卒中、冠心病的主要危险因素之一
—— 影响血压的因素

—— **正常血压及生理变化**

正常成人安静状态下,收缩压(90~139mmHg),舒张压(60~89mmHg),脉压(30~40mmHg)
$1mmHg=0.133kPa,1kPa=7.5mmHg$
—— 正常血压
一般以肱动脉为标准

随年龄增长;女性更年期前,血压低于男性;更年期后,血压升高 —— 年龄、性别
夜间血压最低,清晨活动后升高,睡眠不佳时血压可略有升高
大多数人凌晨2~3时最低,上午6~10时及下午4~8时各有一个高峰,晚上8时后血压呈缓慢下降
—— 昼夜和睡眠
寒冷环境,血压可略有升高;高温环境,由于皮肤血管扩张,血压可略下降 —— 环境
高大、肥胖者血压较高;立位高于坐位血压,坐位高于卧位血压 —— 体型、体位
右上肢高于左上肢,右侧比左侧高10~20mmHg,下肢高于上肢20~40mmHg —— 身体不同部位
运动或激动、紧张、恐惧、兴奋、排泄、吸烟等可使血压升高 —— 运动及其他
—— 生理变化
—— 血压的生理变化

指未使用降压药情况下,18岁以上成年人收缩压≥140mmHg和(或)舒张压≥90mmHg
分为原发性高血压(约占95%)和继发性高血压(约占5%)
—— 高血压

指血压低于90/60mmHg,常见于大量失血、休克、急性心力衰竭 —— 低血压

分级	收缩压/mmHg		舒张压/mmHg
正常血压	<120	和	<80
正常高值	120~139	和(或)	80~89
高血压	≥140	和(或)	≥90
1级高血压(轻度)	140~159	和(或)	90~99
2级高血压(中度)	160~179	和(或)	100~109
3级高血压(重度)	≥180	和(或)	≥110
单纯收缩期高血压	≥140	和	<90

—— 中国高血压分类标准(2010版)

—— 异常血压的评估

—— **异常血压的评估及护理**

常见于主动脉硬化、主动脉关闭不全、动静脉瘘、甲状腺功能亢进 —— 脉压增大
常见于心包积液、缩窄性心包炎、末梢循环衰竭 —— 脉压减小
—— 脉压异常

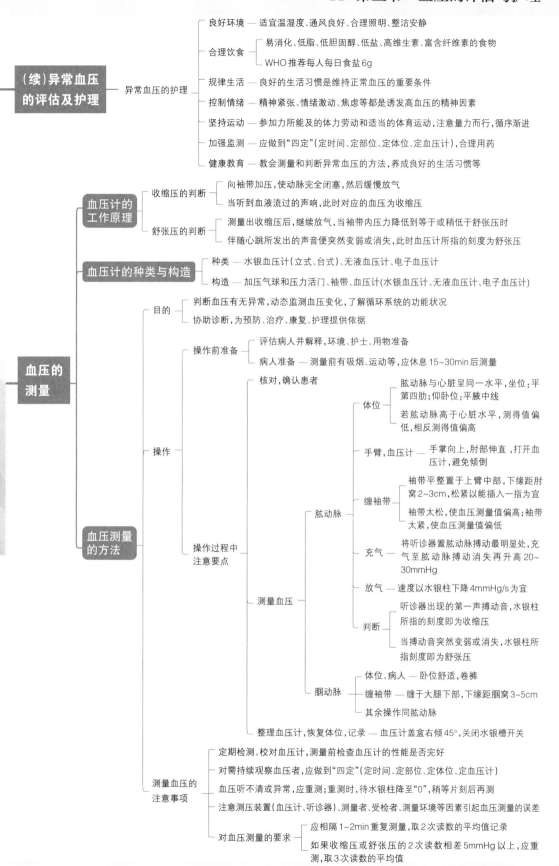

（续）异常血压的评估及护理
├─ 异常血压的护理
│　├─ 良好环境 ── 适宜温湿度、通风良好、合理照明、整洁安静
│　├─ 合理饮食
│　│　├─ 易消化、低脂、低胆固醇、低盐、高维生素、富含纤维素的食物
│　│　└─ WHO推荐每人每日食盐6g
│　├─ 规律生活 ── 良好的生活习惯是维持正常血压的重要条件
│　├─ 控制情绪 ── 精神紧张、情绪激动、焦虑等都是诱发高血压的精神因素
│　├─ 坚持运动 ── 参加力所能及的体力劳动和适当的体育运动，注意量力而行，循序渐进
│　├─ 加强监测 ── 应做到"四定"（定时间、定部位、定体位、定血压计），合理用药
│　└─ 健康教育 ── 教会测量和判断异常血压的方法，养成良好的生活习惯等

血压的测量
├─ 血压计的工作原理
│　├─ 收缩压的判断
│　│　├─ 向袖带加压，使动脉完全闭塞，然后缓慢放气
│　│　└─ 当听到血液流过的声响，此时对应的血压为收缩压
│　└─ 舒张压的判断
│　　　├─ 测量出收缩压后，继续放气，当袖带内压力降低到等于或稍低于舒张压时
│　　　└─ 伴随心跳所发出的声音便突然变弱或消失，此时血压计所指的刻度为舒张压
├─ 血压计的种类与构造
│　├─ 种类 ── 水银血压计（立式、台式）、无液血压计、电子血压计
│　└─ 构造 ── 加压气球和压力活门、袖带、血压计（水银血压计、无液血压计、电子血压计）
└─ 血压测量的方法
　├─ 目的
　│　├─ 判断血压有无异常，动态监测血压变化，了解循环系统的功能状况
　│　└─ 协助诊断，为预防、治疗、康复、护理提供依据
　├─ 操作
　│　├─ 操作前准备
　│　│　├─ 评估病人并解释，环境、护士、用物准备
　│　│　└─ 病人准备 ── 测量前有吸烟、运动等，应休息15~30min后测量
　│　└─ 操作过程中注意要点
　│　　├─ 核对，确认患者
　│　　└─ 测量血压
　│　　　├─ 肱动脉
　│　　　│　├─ 体位
　│　　　│　│　├─ 肱动脉与心脏呈同一水平，坐位：平第四肋；仰卧位：平腋中线
　│　　　│　│　└─ 若肱动脉高于心脏水平，测得值偏低，相反测得值偏高
　│　　　│　├─ 手臂，血压计 ── 手掌向上，肘部伸直，打开血压计，避免倾倒
　│　　　│　├─ 缠袖带
　│　　　│　│　├─ 袖带平整置于上臂中部，下缘距肘窝2~3cm，松紧以能插入一指为宜
　│　　　│　│　└─ 袖带太松，使血压测量值偏高；袖带太紧，使血压测量值偏低
　│　　　│　├─ 充气 ── 将听诊器置肱动脉搏动最明显处，充气至肱动脉搏动消失再升高20~30mmHg
　│　　　│　├─ 放气 ── 速度以水银柱下降4mmHg/s为宜
　│　　　│　└─ 判断
　│　　　│　　├─ 听诊器出现的第一声搏动音，水银柱所指的刻度即为收缩压
　│　　　│　　└─ 当搏动音突然变弱或消失，水银柱所指刻度即为舒张压
　│　　　└─ 腘动脉
　│　　　　├─ 体位、病人 ── 卧位舒适，卷裤
　│　　　　├─ 缠袖带 ── 缠于大腿下部，下缘距腘窝3~5cm
　│　　　　└─ 其余操作同肱动脉
　│　　└─ 整理血压计，恢复体位，记录 ── 血压计盒右倾45°，关闭水银槽开关
　└─ 测量血压的注意事项
　　├─ 定期检测、校对血压计，测量前检查血压计的性能是否完好
　　├─ 对需持续观察血压者，应做到"四定"（定时间、定部位、定体位、定血压计）
　　├─ 血压听不清或异常，应重测；重测时，待水银柱降至"0"，稍等片刻后再测
　　├─ 注意测压装置（血压计、听诊器）、测量者、受检者、测量环境等因素引起血压测量的误差
　　└─ 对血压测量的要求
　　　├─ 应相隔1~2min重复测量，取2次读数的平均值记录
　　　└─ 如果收缩压或舒张压的2次读数相差5mmHg以上，应重测，取3次读数的平均值

呼吸:机体与环境之间所进行的气体交换过程,呼吸是维持机体新陈代谢和生命活动所必须的基本生理过程之一;呼吸系统由呼吸道(鼻腔、咽、喉、气管、支气管)和肺两部分组成 —— **概述**

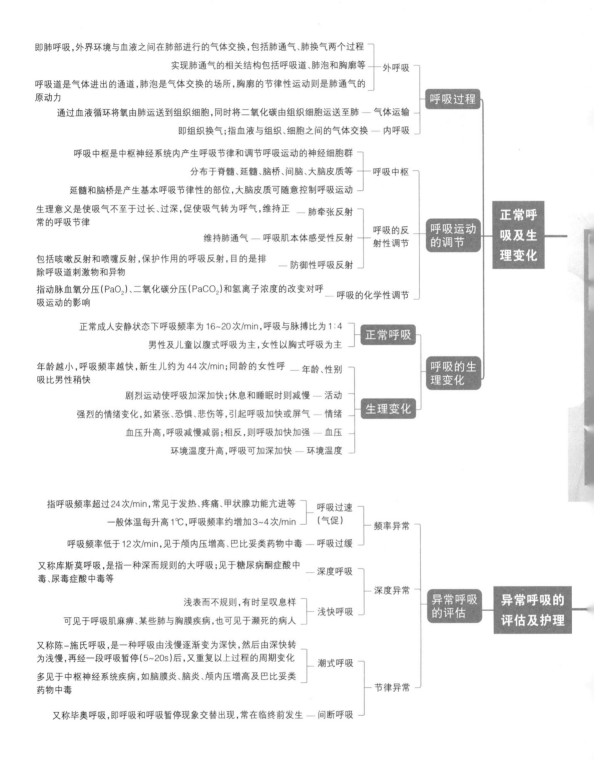

即肺呼吸,外界环境与血液之间在肺部进行的气体交换,包括肺通气、肺换气两个过程

　　实现肺通气的相关结构包括呼吸道、肺泡和胸廓等 —— 外呼吸

呼吸道是气体进出的通道,肺泡是气体交换的场所,胸廓的节律性运动则是肺通气的原动力

　　通过血液循环将氧由肺运送到组织细胞,同时将二氧化碳由组织细胞运送至肺 —— 气体运输

　　即组织换气;指血液与组织、细胞之间的气体交换 —— 内呼吸　　呼吸过程

　　呼吸中枢是中枢神经系统内产生呼吸节律和调节呼吸运动的神经细胞群

　　　　分布于脊髓、延髓、脑桥、间脑、大脑皮质等 —— 呼吸中枢

　　延髓和脑桥是产生基本呼吸节律性的部位,大脑皮质可随意控制呼吸运动

生理意义是使吸气不至于过长、过深,促使吸气转为呼气,维持正常的呼吸节律 —— 肺牵张反射　　　　　呼吸运动的调节

　　　　维持肺通气 —— 呼吸肌本体感受性反射　　呼吸的反射性调节

包括咳嗽反射和喷嚏反射,保护作用的呼吸反射,目的是排除呼吸道刺激物和异物 —— 防御性呼吸反射

指动脉血氧分压(PaO_2)、二氧化碳分压($PaCO_2$)和氢离子浓度的改变对呼吸运动的影响 —— 呼吸的化学性调节　　**正常呼吸及生理变化**

正常成人安静状态下呼吸频率为16~20次/min,呼吸与脉搏比为1:4 —— **正常呼吸**

　　男性及儿童以腹式呼吸为主,女性以胸式呼吸为主

年龄越小,呼吸频率越快,新生儿约为44次/min;同龄的女性呼吸比男性稍快 —— 年龄、性别　　呼吸的生理变化

　　剧烈运动使呼吸加深加快,休息和睡眠时则减慢 —— 活动

　　强烈的情绪变化,如紧张、恐惧、悲伤等,引起呼吸加快或屏气 —— 情绪　　**生理变化**

　　血压升高,呼吸减慢减弱;相反,则呼吸加快加强 —— 血压

　　环境温度升高,呼吸可加深加快 —— 环境温度

指呼吸频率超过24次/min,常见于发热、疼痛、甲状腺功能亢进等 —— 呼吸过速(气促)

　　一般体温每升高1℃,呼吸频率约增加3~4次/min　　频率异常

呼吸频率低于12次/min,见于颅内压增高、巴比妥类药物中毒 —— 呼吸过缓

又称库斯莫呼吸,是指一种深而规则的大呼吸;见于糖尿病酮症酸中毒、尿毒症酸中毒等 —— 深度呼吸

　　浅表而不规则,有时呈叹息样 —— 浅快呼吸　　深度异常

　　可见于呼吸肌麻痹、某些肺与胸膜疾病,也可见于濒死的病人　　**异常呼吸的评估**　　**异常呼吸的评估及护理**

又称陈-施氏呼吸,是一种呼吸由浅慢逐渐变为深快,然后由深快转为浅慢,再经一段呼吸暂停(5~20s)后,又重复以上过程的周期变化 —— 潮式呼吸

多见于中枢神经系统疾病,如脑膜炎、脑炎、颅内压增高及巴比妥类药物中毒　　节律异常

　　又称毕奥呼吸,即呼吸和呼吸暂停现象交替出现,常在临终前发生 —— 间断呼吸

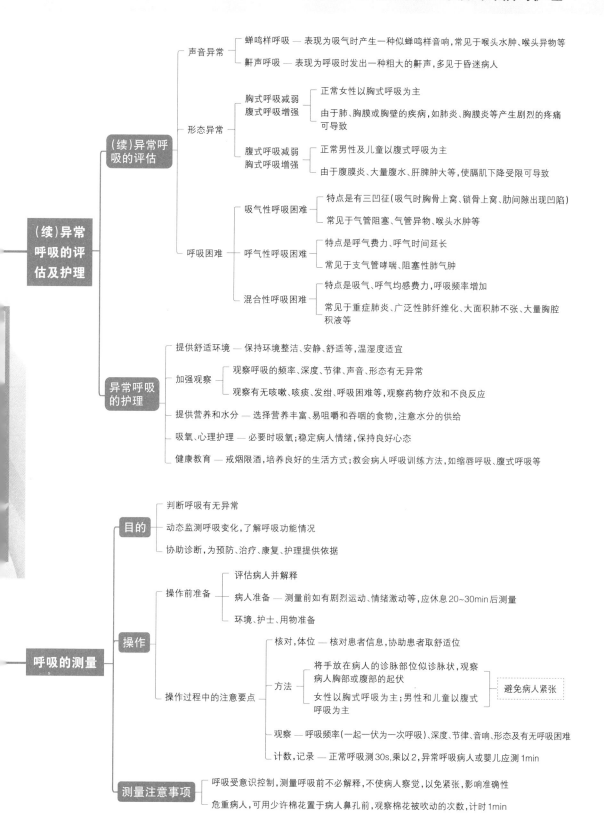

(续)异常呼吸的评估及护理
- (续)异常呼吸的评估
  - 声音异常
    - 蝉鸣样呼吸 — 表现为吸气时产生一种似蝉鸣样音响,常见于喉头水肿、喉头异物等
    - 鼾声呼吸 — 表现为呼吸时发出一种粗大的鼾声,多见于昏迷病人
  - 形态异常
    - 胸式呼吸减弱腹式呼吸增强
      - 正常女性以胸式呼吸为主
      - 由于肺、胸膜或胸壁的疾病,如肺炎、胸膜炎等产生剧烈的疼痛可导致
    - 腹式呼吸减弱胸式呼吸增强
      - 正常男性及儿童以腹式呼吸为主
      - 由于腹膜炎、大量腹水、肝脾肿大等,使膈肌下降受限可导致
  - 呼吸困难
    - 吸气性呼吸困难
      - 特点是有三凹征(吸气时胸骨上窝、锁骨上窝、肋间隙出现凹陷)
      - 常见于气管阻塞、气管异物、喉头水肿等
    - 呼气性呼吸困难
      - 特点是呼气费力、呼气时间延长
      - 常见于支气管哮喘、阻塞性肺气肿
    - 混合性呼吸困难
      - 特点是吸气、呼气均感费力,呼吸频率增加
      - 常见于重症肺炎、广泛性肺纤维化、大面积肺不张、大量胸腔积液等
- 异常呼吸的护理
  - 提供舒适环境 — 保持环境整洁、安静、舒适等,温湿度适宜
  - 加强观察
    - 观察呼吸的频率、深度、节律、声音、形态有无异常
    - 观察有无咳嗽、咳痰、发绀、呼吸困难等,观察药物疗效和不良反应
  - 提供营养和水分 — 选择营养丰富、易咀嚼和吞咽的食物,注意水分的供给
  - 吸氧、心理护理 — 必要时吸氧;稳定病人情绪,保持良好心态
  - 健康教育 — 戒烟限酒,培养良好的生活方式;教会病人呼吸训练方法,如缩唇呼吸、腹式呼吸等

呼吸的测量
- 目的
  - 判断呼吸有无异常
  - 动态监测呼吸变化,了解呼吸功能情况
  - 协助诊断,为预防、治疗、康复、护理提供依据
- 操作
  - 操作前准备
    - 评估病人并解释
    - 病人准备 — 测量前如有剧烈运动、情绪激动等,应休息20~30min后测量
    - 环境、护士、用物准备
  - 操作过程中的注意要点
    - 核对,体位 — 核对患者信息,协助患者取舒适位
    - 方法
      - 将手放在病人的诊脉部位似诊脉状,观察病人胸部或腹部的起伏
      - 女性以胸式呼吸为主;男性和儿童以腹式呼吸为主
      - ⟶ 避免病人紧张
    - 观察 — 呼吸频率(一起一伏为一次呼吸)、深度、节律、音响、形态及有无呼吸困难
    - 计数,记录 — 正常呼吸测30s,乘以2,异常呼吸病人或婴儿应测1min
- 测量注意事项
  - 呼吸受意识控制,测量呼吸前不必解释,不使病人察觉,以免紧张,影响准确性
  - 危重病人,可用少许棉花置于病人鼻孔前,观察棉花被吹动的次数,计时1min

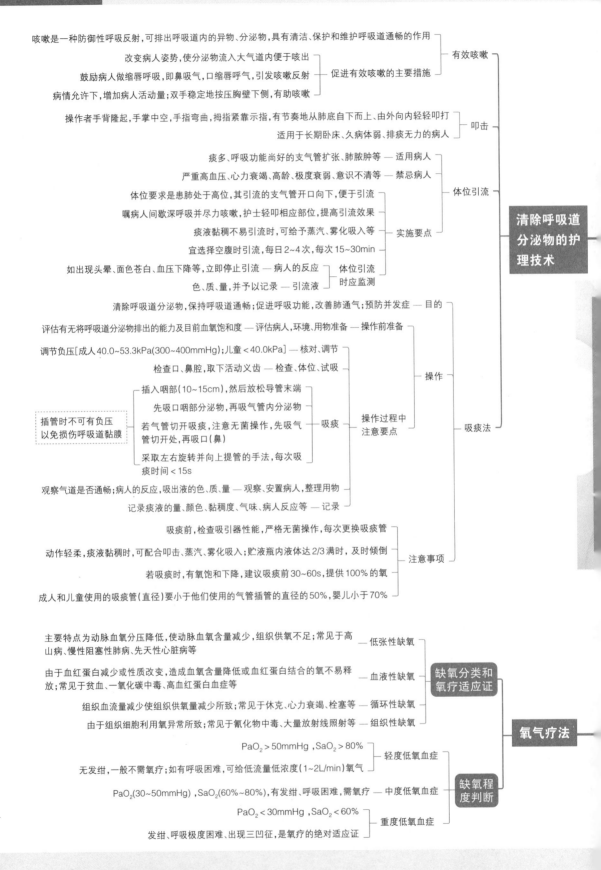

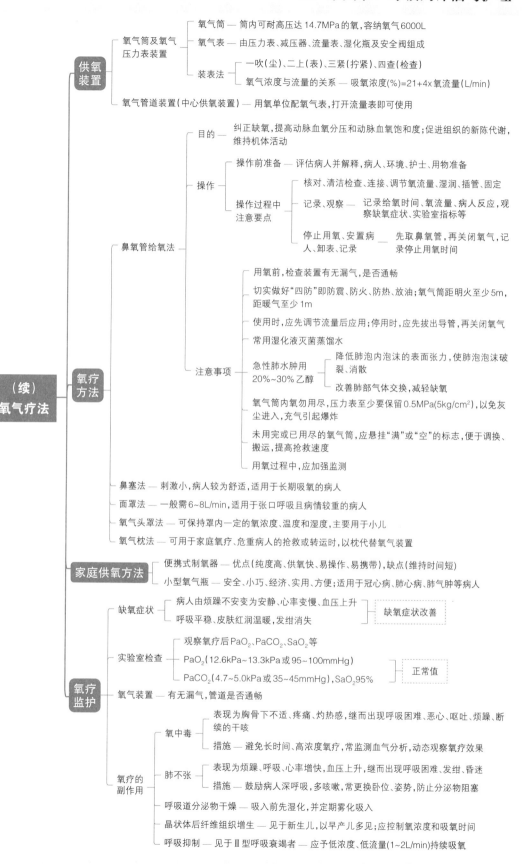

供氧装置
- 氧气筒及氧气压力表装置
  - 氧气筒 —— 筒内可耐高压压14.7MPa的氧,容纳氧气6000L
  - 氧气表 —— 由压力表、减压器、流量表、湿化瓶及安全阀组成
  - 装表法
    - 一吹(尘)、二上(表)、三紧(拧紧)、四查(检查)
    - 氧气浓度与流量的关系 —— 吸氧浓度(%)=21+4x氧流量(L/min)
- 氧气管道装置(中心供氧装置) —— 用氧单位配氧气表,打开流量表即可使用

(续)氧气疗法

氧疗方法
- 鼻氧管给氧法
  - 目的 —— 纠正缺氧,提高动脉血氧分压和动脉血氧饱和度;促进组织的新陈代谢,维持机体活动
  - 操作
    - 操作前准备 —— 评估病人并解释,病人、环境、护士、用物准备
    - 操作过程中注意要点
      - 核对、清洁检查、连接、调节氧流量、湿润、插管、固定
      - 记录、观察 —— 记录给氧时间、氧流量、病人反应,观察缺氧症状、实验室指标等
      - 停止用氧、安置病人、卸表、记录 —— 先取鼻氧管,再关闭氧气,记录停止用氧时间
  - 注意事项
    - 用氧前,检查装置有无漏气,是否通畅
    - 切实做好"四防"即防震、防火、防热、放油;氧气筒距明火至少5m,距暖气至少1m
    - 使用时,应先调节流量后应用;停用时,应先拔出导管,再关闭氧气
    - 常用湿化液灭菌蒸馏水
    - 急性肺水肿用20%~30%乙醇
      - 降低肺泡内泡沫的表面张力,使肺泡泡沫破裂、消散
      - 改善肺部气体交换,减轻缺氧
    - 氧气筒内氧勿用尽,压力表至少要保留0.5MPa(5kg/cm²),以免灰尘进入,充气引起爆炸
    - 未用完或已用尽的氧气筒,应悬挂"满"或"空"的标志,便于调换、搬运,提高抢救速度
    - 用氧过程中,应加强监测
- 鼻塞法 —— 刺激小,病人较为舒适,适用于长期吸氧的病人
- 面罩法 —— 一般需6~8L/min,适用于张口呼吸且病情较重的病人
- 氧气头罩法 —— 可保持罩内一定的氧浓度、温度和湿度,主要用于小儿
- 氧气枕法 —— 可用于家庭氧疗、危重病人的抢救或转运时,以枕代替氧气装置

家庭供氧方法
- 便携式制氧器 —— 优点(纯度高、供氧快、易操作、易携带),缺点(维持时间短)
- 小型氧气瓶 —— 安全、小巧、经济、实用、方便;适用于冠心病、肺心病、肺气肿等病人

氧疗监护
- 缺氧症状
  - 病人由烦躁不安变为安静、心率变慢、血压上升
  - 呼吸平稳、皮肤红润温暖,发绀消失
  - 缺氧症状改善
- 实验室检查
  - 观察氧疗后PaO₂、PaCO₂、SaO₂等
  - PaO₂(12.6kPa~13.3kPa或95~100mmHg)
  - PaCO₂(4.7~5.0kPa或35~45mmHg),SaO₂95%
  - 正常值
- 氧气装置 —— 有无漏气,管道是否通畅
- 氧疗的副作用
  - 氧中毒
    - 表现为胸骨下不适、疼痛、灼热感,继而出现呼吸困难、恶心、呕吐、烦躁、断续的干咳
    - 措施 —— 避免长时间、高浓度氧疗,常监测血气分析,动态观察氧疗效果
  - 肺不张
    - 表现为烦躁、呼吸、心率增快,血压上升,继而出现呼吸困难、发绀、昏迷
    - 措施 —— 鼓励病人深呼吸,多咳嗽,常更换卧位、姿势,防止分泌物阻塞
  - 呼吸道分泌物干燥 —— 吸入前先湿化,并定期雾化吸入
  - 晶状体后纤维组织增生 —— 见于新生儿,以早产儿多见;应控制氧浓度和吸氧时间
  - 呼吸抑制 —— 见于Ⅱ型呼吸衰竭者 —— 应予低浓度、低流量(1~2L/min)持续吸氧

冷、热疗法:是利用低于或高于人体温度的物质作用于体表皮肤,通过神经传导引起皮肤和内脏器官血管的收缩或舒张,从而改变机体各系统体液循环和新陈代谢,达到治疗目的的方法 ── **定义**

生理指标	生理效应	
	用热	用冷
血管扩张/收缩	扩张	收缩
细胞代谢率	增加	减少
需氧量	增加	减少
毛细血管通透性	增加	减少
血液黏稠度	降低	增加
血液流动速度	增快	减慢
淋巴流动速度	增快	减慢
结缔组织伸展性	增强	减弱
神经传导速度	增快	减慢
体温	上升	下降

生理效应

20~30min 为宜
反复使用,时间隔1h ── 热疗可使血管扩张,但持续用热 30~45min 后,血管收缩 / 冷疗可使血管收缩,但持续用冷 30~60min 后,血管扩张 ── **继发效应**

冷、热疗法的效应

注意防冻伤、烫伤 ── 干热法具有保温时间较长,不会浸软皮肤 烫伤危险性较小及病人更容易耐受等特点 ── 干法(干冷及干热)

湿热法具有穿透力强,不易使病人皮肤干燥 体液丢失较少且病人的主观感觉较好等特点 ── 湿法(湿冷及湿热)

在同样的温度条件下,湿冷、湿热的效果优于干冷、干热 ── **方式**

冷、热应用面积越大,效果就越强;反之,则越弱

容易发生晕厥 ── 大面积热疗法,导致广泛性周围血管扩张,血压下降

大面积冷疗法,导致血管收缩,血压升高 ── **面积**

在一定时间内其效应是随着时间的增加而增强

如疼痛、皮肤苍白、冻伤、烫伤等不良反应 ── 如果持续时间过长,会产生继发效应 ── **时间**

与机体治疗前体表的温度相差越大,反应越强;反之,则越小

环境温度高于或等于身体温度时用热,传导散热被抑制,热效应会增强

在干燥冷环境中用冷,散热会增加,冷效应会增强 ── **温度**

皮肤较厚的区域,如脚、手,耐受性大,效果比较差

皮肤较薄的区域,如前臂内侧、颈部,敏感性强,效果比较好

临床上高热病人物理降温冰袋放于颈部、腋下、腹股沟等体表大血管处 ── 皮肤浅层,对冷较敏感

血液循环良好的部位,可增强冷、热应用的效果 ── **部位**

影响冷、热疗法效果的因素

概述

婴幼儿 ── 耐受性较低

老年人、昏迷、血液循环障碍、血管硬化、感觉迟钝等病人 ── 敏感性降低

女性比男性,浅肤色者比深肤色者,对冷、热刺激更为敏感 ── **个体差异**

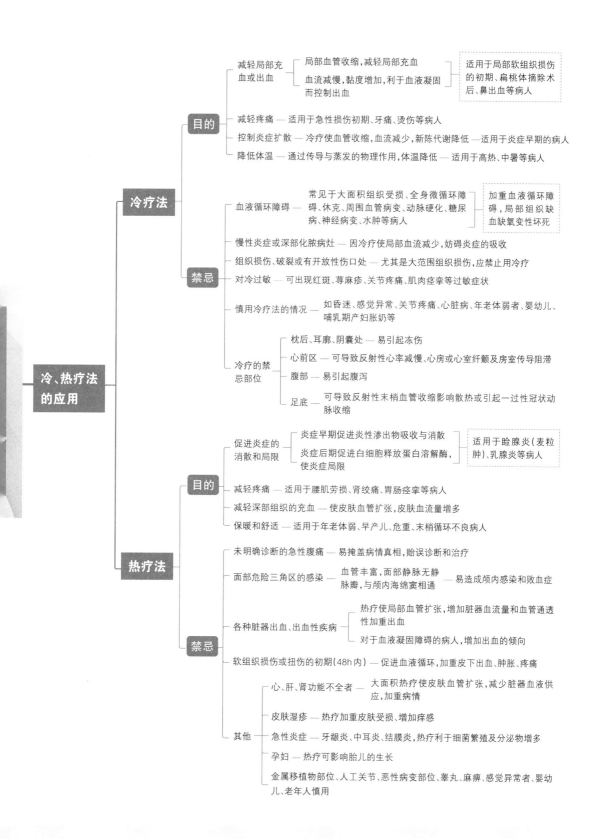

冷、热疗法的应用

冷疗法

目的
- 减轻局部充血或出血
  - 局部血管收缩,减轻局部充血
  - 血流减慢,黏度增加,利于血液凝固而控制出血
  - 适用于局部软组织损伤的初期、扁桃体摘除术后、鼻出血等病人
- 减轻疼痛 — 适用于急性损伤初期、牙痛、烫伤等病人
- 控制炎症扩散 — 冷疗使血管收缩,血流减少,新陈代谢降低 — 适用于炎症早期的病人
- 降低体温 — 通过传导与蒸发的物理作用,体温降低 — 适用于高热、中暑等病人

禁忌
- 血液循环障碍 — 常见于大面积组织受损、全身微循环障碍、休克、周围血管病变、动脉硬化、糖尿病、神经病变、水肿等病人 — 加重血液循环障碍,局部组织缺血缺氧变性坏死
- 慢性炎症或深部化脓病灶 — 因冷疗使局部血流减少,妨碍炎症的吸收
- 组织损伤、破裂或有开放性伤口处 — 尤其是大范围组织损伤,应禁止用冷疗
- 对冷过敏 — 可出现红斑、荨麻疹、关节疼痛、肌肉痉挛等过敏症状
- 慎用冷疗法的情况 — 如昏迷、感觉异常、关节疼痛、心脏病、年老体弱者、婴幼儿、哺乳期产妇胀奶等
- 冷疗的禁忌部位
  - 枕后、耳廓、阴囊处 — 易引起冻伤
  - 心前区 — 可导致反射性心率减慢、心房或心室纤颤及房室传导阻滞
  - 腹部 — 易引起腹泻
  - 足底 — 可导致反射性末梢血管收缩影响散热或引起一过性冠状动脉收缩

热疗法

目的
- 促进炎症的消散和局限
  - 炎症早期促进炎性渗出物吸收与消散
  - 炎症后期促进白细胞释放蛋白溶解酶,使炎症局限
  - 适用于睑腺炎(麦粒肿)、乳腺炎等病人
- 减轻疼痛 — 适用于腰肌劳损、肾绞痛、胃肠痉挛等病人
- 减轻深部组织的充血 — 使皮肤血管扩张,皮肤血流量增多
- 保暖和舒适 — 适用于年老体弱、早产儿、危重、末梢循环不良病人

禁忌
- 未明确诊断的急性腹痛 — 易掩盖病情真相,贻误诊断和治疗
- 面部危险三角区的感染 — 血管丰富,面部静脉无静脉瓣,与颅内海绵窦相通 — 易造成颅内感染和败血症
- 各种脏器出血、出血性疾病
  - 热疗使局部血管扩张,增加脏器血流量和血管通透性加重出血
  - 对于血液凝固障碍的病人,增加出血的倾向
- 软组织损伤或扭伤的初期(48h内) — 促进血液循环,加重皮下出血、肿胀、疼痛
- 其他
  - 心、肝、肾功能不全者 — 大面积热疗使皮肤血管扩张,减少脏器血液供应,加重病情
  - 皮肤湿疹 — 热疗加重皮肤受损,增加痒感
  - 急性炎症 — 牙龈炎、中耳炎、结膜炎,热疗利于细菌繁殖及分泌物增多
  - 孕妇 — 热疗可影响胎儿的生长
  - 金属移植物部位、人工关节、恶性病变部位、睾丸、麻痹、感觉异常者、婴幼儿、老年人慎用

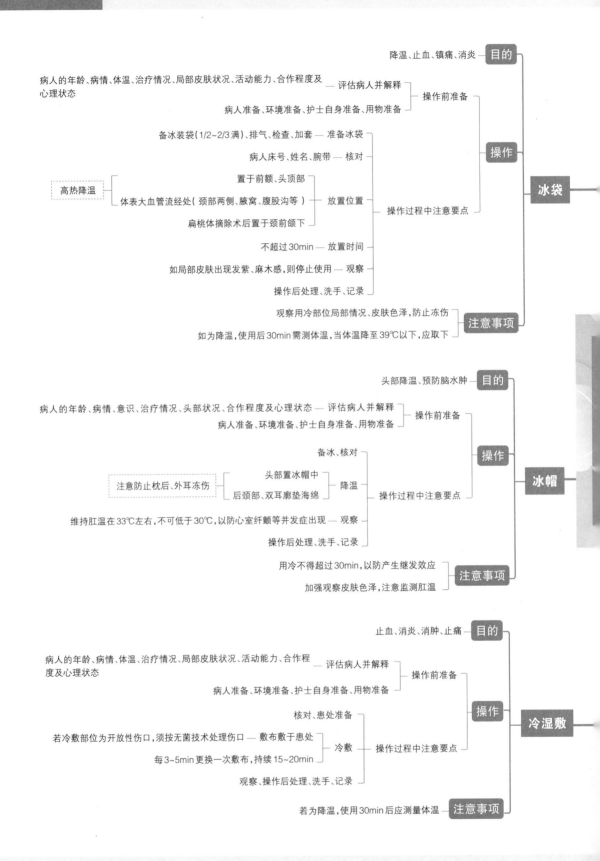

冰袋

降温、止血、镇痛、消炎 ── 目的

病人的年龄、病情、体温、治疗情况、局部皮肤状况、活动能力、合作程度及心理状态 ── 评估病人并解释 ── 操作前准备

病人准备、环境准备、护士自身准备、用物准备

备冰装袋(1/2~2/3满)、排气、检查、加套 ── 准备冰袋 ── 操作

病人床号、姓名、腕带 ── 核对

高热降温 ── 置于前额、头顶部 / 体表大血管流经处(颈部两侧、腋窝、腹股沟等) / 扁桃体摘除术后置于颈前颌下 ── 放置位置 ── 操作过程中注意要点

不超过30min ── 放置时间

如局部皮肤出现发紫、麻木感,则停止使用 ── 观察

操作后处理、洗手、记录

观察用冷部位局部情况、皮肤色泽,防止冻伤 ── 注意事项

如为降温,使用后30min需测体温,当体温降至39℃以下,应取下

冰帽

头部降温、预防脑水肿 ── 目的

病人的年龄、病情、意识、治疗情况、头部状况、合作程度及心理状态 ── 评估病人并解释 ── 操作前准备

病人准备、环境准备、护士自身准备、用物准备

备冰、核对 ── 操作

注意防止枕后、外耳冻伤 ── 头部置冰帽中 / 后颈部、双耳廓垫海绵 ── 降温 ── 操作过程中注意要点

维持肛温在33℃左右,不可低于30℃,以防心室纤颤等并发症出现 ── 观察

操作后处理、洗手、记录

用冷不得超过30min,以防产生继发效应 ── 注意事项

加强观察皮肤色泽,注意监测肛温

冷湿敷

止血、消炎、消肿、止痛 ── 目的

病人的年龄、病情、体温、治疗情况、局部皮肤状况、活动能力、合作程度及心理状态 ── 评估病人并解释 ── 操作前准备

病人准备、环境准备、护士自身准备、用物准备

核对、患处准备 ── 操作

若冷敷部位为开放性伤口,须按无菌技术处理伤口 ── 敷布敷于患处 / 每3~5min更换一次敷布,持续15~20min ── 冷敷 ── 操作过程中注意要点

观察、操作后处理、洗手、记录

若为降温,使用30min后应测量体温 ── 注意事项

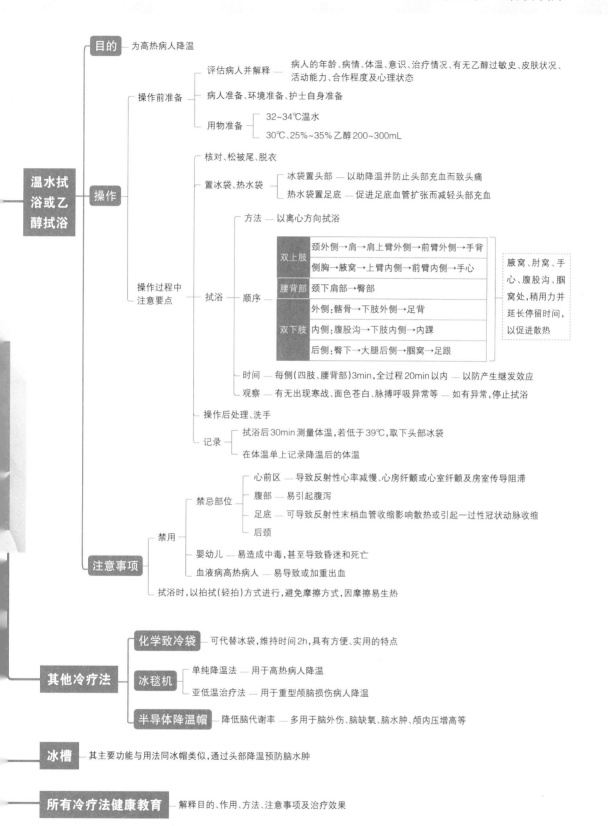

温水拭浴或乙醇拭浴

目的 — 为高热病人降温

操作
├─ 操作前准备
│   ├─ 评估病人并解释 — 病人的年龄、病情、体温、意识、治疗情况、有无乙醇过敏史、皮肤状况、活动能力、合作程度及心理状态
│   ├─ 病人准备、环境准备、护士自身准备
│   └─ 用物准备
│   ├─ 32~34℃温水
│   └─ 30℃、25%~35%乙醇200~300mL
│
└─ 操作过程中注意要点
    ├─ 核对、松被尾、脱衣
    ├─ 置冰袋、热水袋
    │   ├─ 冰袋置头部 — 以助降温并防止头部充血而致头痛
    │   └─ 热水袋置足底 — 促进足底血管扩张而减轻头部充血
    ├─ 拭浴
    │   ├─ 方法 — 以离心方向拭浴
    │   ├─ 顺序

双上肢	颈外侧→肩→肩上臂外侧→前臂外侧→手背	腋窝、肘窝、手心、腹股沟、腘窝处，稍用力并延长停留时间，以促进散热
	侧胸→腋窝→上臂内侧→前臂内侧→手心	
腰背部	颈下肩部→臀部	
双下肢	外侧：髂骨→下肢外侧→足背	
	内侧：腹股沟→下肢内侧→内踝	
	后侧：臀下→大腿后侧→腘窝→足跟	

    │   ├─ 时间 — 每侧(四肢、腰背部)3min，全过程20min以内 — 以防产生继发效应
    │   └─ 观察 — 有无出现寒战、面色苍白、脉搏呼吸异常等 — 如有异常，停止拭浴
    ├─ 操作后处理、洗手
    └─ 记录
        ├─ 拭浴后30min测量体温，若低于39℃，取下头部冰袋
        └─ 在体温单上记录降温后的体温

注意事项
├─ 禁用
│   ├─ 禁忌部位
│   │   ├─ 心前区 — 导致反射性心率减慢、心房纤颤或心室纤颤及房室传导阻滞
│   │   ├─ 腹部 — 易引起腹泻
│   │   ├─ 足底 — 可导致反射性末梢血管收缩影响散热或引起一过性冠状动脉收缩
│   │   └─ 后颈
│   ├─ 婴幼儿 — 易造成中毒，甚至导致昏迷和死亡
│   └─ 血液病高热病人 — 易导致或加重出血
└─ 拭浴时，以拍拭(轻拍)方式进行，避免摩擦方式，因摩擦易生热

其他冷疗法
├─ 化学致冷袋 — 可代替冰袋，维持时间2h，具有方便、实用的特点
├─ 冰毯机
│   ├─ 单纯降温法 — 用于高热病人降温
│   └─ 亚低温治疗法 — 用于重型颅脑损伤病人降温
└─ 半导体降温帽 — 降低脑代谢率 — 多用于脑外伤、脑缺氧、脑水肿、颅内压增高等

冰槽 — 其主要功能与用法同冰帽类似，通过头部降温预防脑水肿

所有冷疗法健康教育 — 解释目的、作用、方法、注意事项及治疗效果

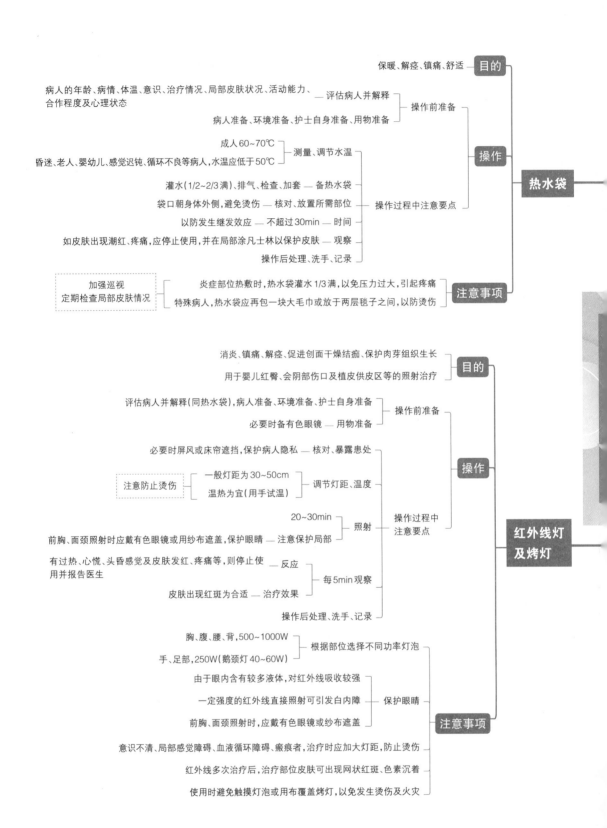

保暖、解痉、镇痛、舒适 ── 目的

病人的年龄、病情、体温、意识、治疗情况、局部皮肤状况、活动能力、
合作程度及心理状态 ── 评估病人并解释

病人准备、环境准备、护士自身准备、用物准备 ── 操作前准备

成人60~70℃
昏迷、老人、婴幼儿、感觉迟钝、循环不良等病人,水温应低于50℃ ── 测量、调节水温

灌水(1/2~2/3满)、排气、检查、加套 ── 备热水袋

袋口朝身体外侧,避免烫伤 ── 核对、放置所需部位

以防发生继发效应 ── 不超过30min ── 时间

如皮肤出现潮红、疼痛,应停止使用,并在局部涂凡士林以保护皮肤 ── 观察

操作后处理、洗手、记录

操作前准备

操作过程中注意要点

操作

热水袋

注意事项

加强巡视
定期检查局部皮肤情况

炎症部位热敷时,热水袋灌水1/3满,以免压力过大,引起疼痛

特殊病人,热水袋应再包一块大毛巾或放于两层毯子之间,以防烫伤

消炎、镇痛、解痉、促进创面干燥结痂、保护肉芽组织生长
用于婴儿红臀、会阴部伤口及植皮供皮区等的照射治疗 ── 目的

评估病人并解释(同热水袋),病人准备、环境准备、护士自身准备 ── 操作前准备

必要时备有色眼镜 ── 用物准备

必要时屏风或床帘遮挡,保护病人隐私 ── 核对、暴露患处

注意防止烫伤

一般灯距为30~50cm
温热为宜(用手试温) ── 调节灯距、温度

20~30min ── 照射

前胸、面颈照射时应戴有色眼镜或用纱布遮盖,保护眼睛 ── 注意保护局部

有过热、心慌、头昏感觉及皮肤发红、疼痛等,则停止使
用并报告医生 ── 反应

皮肤出现红斑为合适 ── 治疗效果

每5min观察

操作后处理、洗手、记录

操作过程中
注意要点

操作

红外线灯
及烤灯

胸、腹、腰、背,500~1000W
手、足部,250W(鹅颈灯40~60W) ── 根据部位选择不同功率灯泡

由于眼内含有较多液体,对红外线吸收较强
一定强度的红外线直接照射可引发白内障
前胸、面颈照射时,应戴有色眼镜或纱布遮盖 ── 保护眼睛

意识不清、局部感觉障碍、血液循环障碍、瘢痕者,治疗时应加大灯距,防止烫伤

红外线多次治疗后,治疗部位皮肤可出现网状红斑、色素沉着

使用时避免触摸灯泡或用布覆盖烤灯,以免发生烫伤及火灾

注意事项

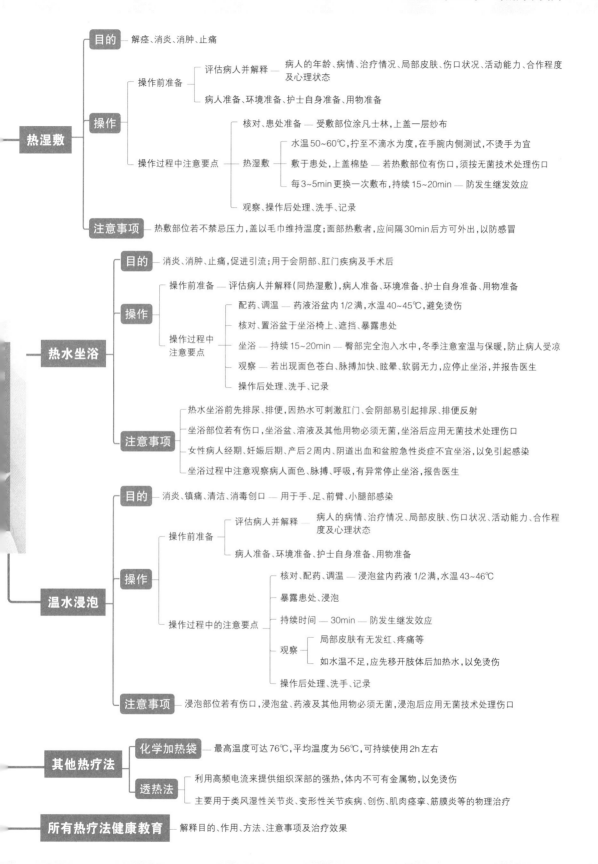

热湿敷
- 目的 —— 解痉、消炎、消肿、止痛
- 操作
  - 操作前准备
    - 评估病人并解释 —— 病人的年龄、病情、治疗情况、局部皮肤、伤口状况、活动能力、合作程度及心理状态
    - 病人准备、环境准备、护士自身准备、用物准备
  - 操作过程中注意要点
    - 核对、患处准备 —— 受敷部位涂凡士林，上盖一层纱布
    - 热湿敷
      - 水温50~60℃，拧至不滴水为度，在手腕内侧测试，不烫手为宜
      - 敷于患处，上盖棉垫 —— 若热湿敷部位有伤口，须按无菌技术处理伤口
      - 每3~5min更换一次敷布，持续15~20min —— 防发生继发效应
    - 观察、操作后处理、洗手、记录
- 注意事项 —— 热敷部位若不禁忌压力，盖以毛巾维持温度；面部热敷者，应间隔30min后方可外出，以防感冒

热水坐浴
- 目的 —— 消炎、消肿、止痛，促进引流；用于会阴部、肛门疾病及手术后
- 操作
  - 操作前准备 —— 评估病人并解释（同热湿敷），病人准备、环境准备、护士自身准备、用物准备
  - 操作过程中注意要点
    - 配药、调温 —— 药液浴盆内1/2满，水温40~45℃，避免烫伤
    - 核对、置浴盆于坐浴椅上、遮挡、暴露患处
    - 坐浴 —— 持续15~20min —— 臀部完全泡入水中，冬季注意室温与保暖，防止病人受凉
    - 观察 —— 若出现面色苍白、脉搏加快、眩晕、软弱无力，应停止坐浴，并报告医生
    - 操作后处理、洗手、记录
- 注意事项
  - 热水坐浴前先排尿、排便，因热水可刺激肛门、会阴部易引起排尿、排便反射
  - 坐浴部位若有伤口，坐浴盆、溶液及其他用物必须无菌，坐浴后应用无菌技术处理伤口
  - 女性病人经期、妊娠后期、产后2周内、阴道出血和盆腔急性炎症不宜坐浴，以免引起感染
  - 坐浴过程中注意观察病人面色、脉搏、呼吸，有异常停止坐浴，报告医生

温水浸泡
- 目的 —— 消炎、镇痛、清洁、消毒创口 —— 用于手、足、前臂、小腿部感染
- 操作
  - 操作前准备
    - 评估病人并解释 —— 病人的病情、治疗情况、局部皮肤、伤口状况、活动能力、合作程度及心理状态
    - 病人准备、环境准备、护士自身准备、用物准备
  - 操作过程中的注意要点
    - 核对、配药、调温 —— 浸泡盆内药液1/2满，水温43~46℃
    - 暴露患处、浸泡
    - 持续时间 —— 30min —— 防发生继发效应
    - 观察
      - 局部皮肤有无发红、疼痛等
      - 如水温不足，应先移开肢体后加热水，以免烫伤
    - 操作后处理、洗手、记录
- 注意事项 —— 浸泡部位若有伤口，浸泡盆、药液及其他用物必须无菌，浸泡后应用无菌技术处理伤口

其他热疗法
- 化学加热袋 —— 最高温度可达76℃，平均温度为56℃，可持续使用2h左右
- 透热法
  - 利用高频电流来提供组织深部的强热，体内不可有金属物，以免烫伤
  - 主要用于类风湿性关节炎、变形性关节疾病、创伤、肌肉痉挛、筋膜炎等的物理治疗

所有热疗法健康教育 —— 解释目的、作用、方法、注意事项及治疗效果

本章扫码做题

主要来源是碳水化合物,其次是脂肪、蛋白质 — 热能

蛋白质、脂肪、碳水化合物

营养素	主要来源	产热量	每日供给量
蛋白质	肉、蛋、乳及豆类	4kcal/g	65g
脂肪	动物性食品、食用油、坚果类等	9kcal/g	占总热能的20%~30%
碳水化合物	谷类和根茎类食品(如粮食和薯类),各种食糖(蔗糖、麦芽糖等)	4kcal/g	占总热能的50%~65%

矿物质

矿物质	主要来源	每日供给量
钙	奶及奶制品、海带、小虾米皮、芝麻酱、豆类、绿色蔬菜、骨粉、蛋壳粉	800mg
磷	广泛存在于动、植物食品中	720mg
镁	大黄米、大麦、黑米、麦皮、黄豆等	330mg
铁	动物肝脏、动物全血、肉蛋类、豆类、绿色蔬菜	男性:12mg,女性:20mg
锌	动物食品、海产品、奶、蛋、坚果类等	男性:12.5mg,女性:7.5mg
碘	海产品、海盐	120μg

维生素

		主要来源	每日供给量
脂溶性维生素	维生素A	动物肝脏、鱼肝油、奶制品、禽蛋类、有色蔬菜及水果等	男性:800μg RAE 女性:700μg RAE
	维生素D	海鱼及动物肝脏、蛋黄、奶油;体内转化	10μg
	维生素E	植物油、谷类、坚果类、绿叶蔬菜等	14mg α-TE
	维生素K	肠内细菌合成;绿色蔬菜、肝脏	80μg
水溶性维生素	维生素B$_1$	动物内脏、肉类、豆类、花生、未过分精细加工的谷类	男性:1.4mg,女性:1.2mg
	维生素B$_2$	动物内脏、禽蛋类、奶类、豆类、花生、新鲜绿叶蔬菜等	男性:1.4mg,女性:1.2mg
	维生素B$_6$	畜禽肉及其内脏、鱼类等	1.4mg
	维生素B$_{12}$及叶酸	动物内脏、发酵豆制品、新鲜绿叶蔬菜	维生素B$_{12}$:2.4μg 叶酸:400μg DFE
	维生素C	新鲜蔬菜和水果	100mg

每日供给量2~3L — 主要来源:饮用水、食物中水、体内代谢水 — 水

营养素 — 人体对营养的需要

对人体的发育起着决定性作用 — 营养素是维持生命的重要物质基础 — 促进生长发育

蛋白质是构成机体的重要成分;糖类参与构成神经组织;脂类参与构成细胞膜

维生素参与合成酶和辅酶;钙、磷是构成骨骼的主要成分 — 构成机体组织

碳水化合物、蛋白质、脂肪在体内氧化可提供能量 — 提供能量

神经系统、内分泌系统及各种酶类共同调节人体活动 — 调节机体功能

合理饮食与健康

如缺铁性贫血、佝偻病等 — 食物单调或短缺可造成营养缺乏性疾病 — 营养不足

如肥胖、心脑血管疾病、恶性肿瘤等 — 营养过剩可造成营养失调性疾病 — 营养过剩

如胃肠炎 — 食品处理不当等可引起食源性疾病

不卫生的饮食可引起食物中毒 — 饮食不当

特定食物可引起过敏反应

不合理饮食与健康

食物多样,饥饱适当,油脂适量,粗细搭配,食盐限量,甜食少吃,饮酒节制,三餐合理,活动与饮食平衡 — 合理日常膳食

疾病和创伤可引起代谢改变、热能过度消耗及某些特定营养素损失

及时合理调整营养素摄入,补充足够营养,可提高机体抵抗力,促进创伤组织修复及疾病痊愈 — 补充额外损失及消耗的营养素

特定饮食能够辅助诊断或治疗某些疾病,促进疾病痊愈

如隐血试验饮食辅助诊断消化道出血;肾衰时控制钠盐摄入 — 辅助诊断及治疗疾病

1型糖尿病、高血压等病人控制某些营养成分的摄取可控制疾病发展

饮食、营养与健康的关系

饮食、营养与疾病痊愈的关系

概述

营养状况的评估

影响因素的评估
- 身体因素 — 生理因素(年龄、活动量、特殊生理状况);病理因素(疾病及药物影响、食物过敏)
- 心理因素 — 焦虑、忧郁、恐惧、悲哀等 — 引起交感神经兴奋,抑制胃肠道蠕动及消化液分泌,降低食欲
- 社会因素 — 经济状况、饮食习惯、饮食环境、生活方式、营养知识

饮食营养的评估
- 饮食状况评估 — 用餐情况;摄食种类及摄入量;食欲及其他
- 体格检查 — 外貌、皮肤、毛发、指甲、口唇、骨骼和肌肉等
- 人体测量
  - 身高体重
    - 标准体重(kg) — 男=身高(cm)－105;女=身高(cm)－105－2.5
    - 实测体重占标准体重的百分数=(实测体重－标准体重)/标准体重×100%
    - 体重指数(BMI)=体重(kg)/[身高(m)]^2
    - 标准体重增加10%~20%为超重,超过20%为肥胖,减少10%~20%为消瘦,低于20%为明显消瘦;BMI>28为肥胖,28>BMI>24为超重,BMI<18.5为消瘦
  - 皮褶厚度
    - 反映身体脂肪含量,对判断消瘦或肥胖有重要意义
    - 常用测量部位 — 肱三头肌部(最常用)、肩胛下部、腹部
  - 上臂围 — 是上臂中点位置的周长;我国男性上臂围平均27.5cm
- 生化指标及免疫功能的评估 — 测量血、尿中某些营养素或代谢产物的含量 — 目前常用的是血清蛋白质水平、氮平衡试验及免疫功能测定

医院饮食

基本饮食

类别	适用范围	饮食原则	用法
普通饮食	消化功能正常;无饮食限制;体温正常,病情较轻或恢复期的病人	易消化,无刺激的一般食物;与健康人饮食相似	每日总热量达2200~2600kcal,蛋白质70~90g,脂肪60~70g,碳水化合物450g左右,水分2500mL左右,每日3餐,各餐按比例分配
软质饮食	消化吸收功能差;咀嚼不便者;低热;消化道术后恢复期的病人	营养平衡;易消化、咀嚼;食物碎、烂、软;少油炸、少油腻、少粗纤维及强烈刺激性调料	每日总热能为2200~2400kcal,蛋白质60~80g;每日3~4餐
半流质饮食	口腔及消化道疾病;中等发热;体弱;手术后病人	食物呈半流质;无刺激性;易咀嚼、吞咽和消化;纤维少,营养丰富;少食多餐;胃肠功能紊乱者忌用含纤维素或易引起胀气的食物;痢疾病人禁用牛奶、豆浆及过甜食物	每日总热能为1500~2000kcal,蛋白质50~70g;每日5~6餐
流质饮食	口腔疾患、各种大手术后;急性消化道疾患;高热;病情危重、全身衰竭病人	食物呈液状,易吞咽、消化,无刺激性;所含热量与营养素不足,只能短期使用;常辅以肠外营养以补充热能和营养	每日总热能为836~1195kcal,蛋白质40~50g;每日6~7餐,每2~3h一次,每次200~300mL

治疗饮食

饮食种类	适用范围	饮食原则及方法
高热量饮食	热能消耗较高的病人,如甲状腺功能亢进、结核、大面积烧伤、肝炎、胆道疾患、体重不足病人及产妇等	总热量约3000kcal/d
高蛋白饮食	高代谢性疾病;低蛋白血症病人;孕妇、乳母等	供给量为1.5~2.0g/(d·kg),总量不超过120g/d;总热量2500~3000kcal/d
低蛋白饮食	限制蛋白摄入的病人,如急性肾炎、尿毒症、肝性脑病等病人	成人蛋白质含量不超过40g/d,视病情可减至20~30g/d;肾功能不全者摄入优质动物蛋白,忌豆制品;若肾功能严重衰竭,需摄入无蛋白饮食,而静脉补充氨基酸;肝性脑病者以植物性蛋白为主
低脂肪饮食	肝胆胰疾患、高脂血症、动脉硬化、冠心病、肥胖症及腹泻等病人	禁用肥肉、蛋黄、动物脑等;脂肪含量少于50g/d,肝胆胰病人少于40g/d
低胆固醇饮食	高胆固醇血症、高脂血症、动脉硬化、高血压、冠心病等病人	胆固醇摄入量少于300mg/d,禁用或少用含胆固醇高的食物,如动物内脏、脑、鱼子、蛋黄、肥肉、动物油等
低盐饮食	心脏病、急慢性肾炎、肝硬化腹水、重度高血压但水肿较轻病人	食盐量<2g/d;禁用腌制食品,如咸菜、皮蛋、火腿、香肠、咸肉、虾米等
无盐低钠饮食	同低盐饮食,一般用于水肿较重病人	无盐饮食:除食物中自然含钠盐外,饮食中含钠量<0.7g/d;低钠饮食:控制食品中自然含钠量<0.5g/d;禁食腌制食品、含钠食物和药物,如油条、挂面、汽水、碳酸氢钠药物等
高纤维素饮食	便秘、肥胖症、高脂血症、糖尿病等病人	饮食中多含食物纤维,如韭菜、芹菜、卷心菜、粗粮、豆类、竹笋等
少渣饮食	伤寒、痢疾、腹泻、肠炎、食管胃底静脉曲张、咽喉部及消化道手术的病人	饮食中少含食物纤维,不用强烈刺激调味品及坚硬、带碎骨的食物;肠道疾患少用油脂

试验饮食

饮食种类	适用范围	饮食原则及方法
肌酐试验饮食	用于协助检查、测定肾小球的滤过功能	试验期3d,试验期间禁食肉类、禽类、鱼类,忌饮茶和咖啡,全日主食在300g以内,限制蛋白质摄入(<40g/d);第3天测内生肌酐清除率及血肌酐含量
尿浓缩功能试验饮食(干饮食)	用于检查肾小管的浓缩功能	试验期1d,控制全天饮食中的水分总量在500~600mL,可进含水分量少的食物,如米饭、馒头、土豆等,烹调时尽量不加水或少加水;避免食用过甜、过咸或含水量高的食物;蛋白质供给量为1g/(kg·d)
甲状腺[131]I试验饮食	用于协助测定甲状腺功能	试验期2周,试验期间禁用含碘食物,如海带、海蜇、紫菜、海参、加碘食盐等;禁用碘做局部消毒;2周后作[131]I功能测定
胆囊B超检查饮食	用于需行B超检查是否有无胆囊、胆管、胆胰管疾病的病人	检查前3日最好禁食牛奶、豆制品等易于发酵产气食物;检查前1日晚进食无脂肪、低蛋白、高碳水化合物的清淡饮食;检查当日晨禁食;若显影良好,还需要了解胆囊收缩功能,则第一次B超检查后,进食高脂肪餐(脂肪含量约25~50g);30~45min后第二次B超检查,若效果不明显,再等待30~45min后再次检查
葡萄糖耐量试验饮食	用于糖尿病诊断	试验前食用碳水化合物量>300g的饮食3d;停用一切能引升降血糖的药物;试验前晚餐后禁食10~12h直至翌晨,试验日晨采血后75g葡萄糖溶于300mL水中顿服,糖餐后0.5h、1h、2h和3h分别采血测定血糖

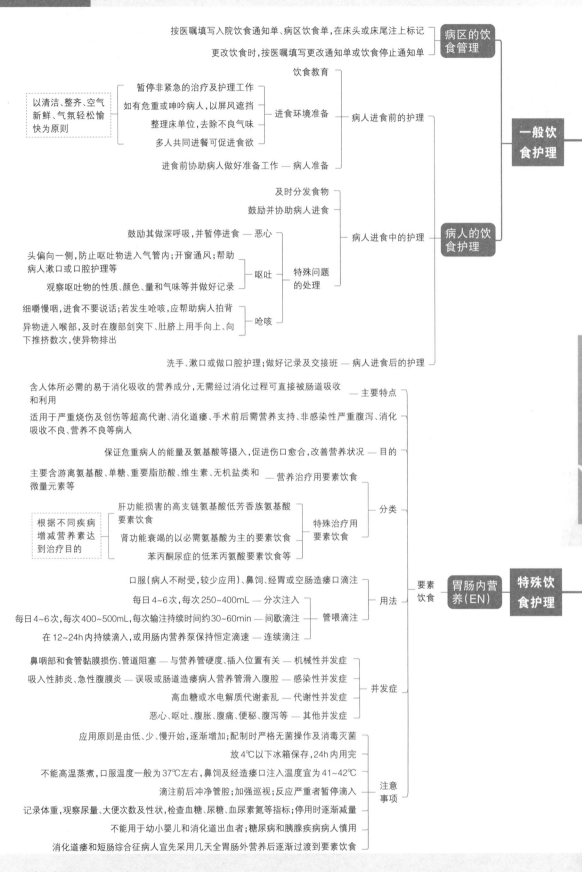

按医嘱填写入院饮食通知单、病区饮食单,在床头或床尾注上标记 — 病区的饮食管理

更改饮食时,按医嘱填写更改通知单或饮食停止通知单

饮食教育

以清洁、整齐、空气新鲜、气氛轻松愉快为原则
- 暂停非紧急的治疗及护理工作
- 如有危重或呻吟病人,以屏风遮挡
- 整理床单位,去除不良气味
- 多人共同进餐可促进食欲 — 进食环境准备 — 病人进食前的护理

进食前协助病人做好准备工作 — 病人准备

一般饮食护理

及时分发食物
鼓励并协助病人进食

病人进食中的护理 — 病人的饮食护理

鼓励其做深呼吸,并暂停进食 — 恶心

头偏向一侧,防止呕吐物进入气管内;开窗通风;帮助病人漱口或口腔护理等
观察呕吐物的性质、颜色、量和气味等并做好记录 — 呕吐 — 特殊问题的处理

细嚼慢咽,进食不要说话;若发生呛咳,应帮助病人拍背
异物进入喉部,及时在腹部剑突下、肚脐上用手向上、向下推挤数次,使异物排出 — 呛咳

洗手、漱口或做口腔护理;做好记录及交接班 — 病人进食后的护理

含人体所必需的易于消化吸收的营养成分,无需经过消化过程可直接被肠道吸收和利用 — 主要特点

适用于严重烧伤及创伤等超高代谢、消化道瘘、手术前后需营养支持、非感染性严重腹泻、消化吸收不良、营养不良等病人

保证危重病人的能量及氨基酸等摄入,促进伤口愈合,改善营养状况 — 目的

主要含游离氨基酸、单糖、重要脂肪酸、维生素、无机盐类和微量元素等 — 营养治疗用要素饮食

根据不同疾病增减营养素达到治疗目的
- 肝功能损害的高支链氨基酸低芳香族氨基酸要素饮食
- 肾功能衰竭的以必需氨基酸为主的要素饮食
- 苯丙酮尿症的低苯丙氨酸要素饮食等 — 特殊治疗用要素饮食 — 分类

口服(病人不耐受,较少应用)、鼻饲、经胃或空肠造瘘口滴注

每日4~6次,每次250~400mL — 分次注入
每日4~6次,每次400~500mL,每次输注持续时间约30~60min — 间歇滴注
在12~24h内持续滴入,或用肠内营养泵保持恒定滴速 — 连续滴注 — 管喂滴注 — 用法

要素饮食

胃肠内营养(EN)

特殊饮食护理

鼻咽部和食管黏膜损伤、管道阻塞 — 与营养管硬度、插入位置有关 — 机械性并发症
吸入性肺炎、急性腹膜炎 — 误吸或肠道造瘘病人营养滑入腹腔 — 感染性并发症
高血糖或水电解质代谢紊乱 — 代谢性并发症
恶心、呕吐、腹胀、腹痛、便秘、腹泻等 — 其他并发症 — 并发症

应用原则是由低、少、慢开始,逐渐增加;配制时严格无菌操作及消毒灭菌
放4℃以下冰箱保存,24h内用完
不能高温蒸煮,口服温度一般为37℃左右,鼻饲及经造瘘口注入温度宜为41~42℃
滴注前后冲净管腔;加强巡视;反应严重者暂停滴入
记录体重,观察尿量、大便次数及性状,检查血糖、尿糖、血尿素氮等指标;停用时逐渐减量
不能用于幼小婴儿和消化道出血者;糖尿病和胰腺疾病病人慎用
消化道瘘和短肠综合征病人宜先采用几天全胃肠外营养后逐渐过渡到要素饮食 — 注意事项

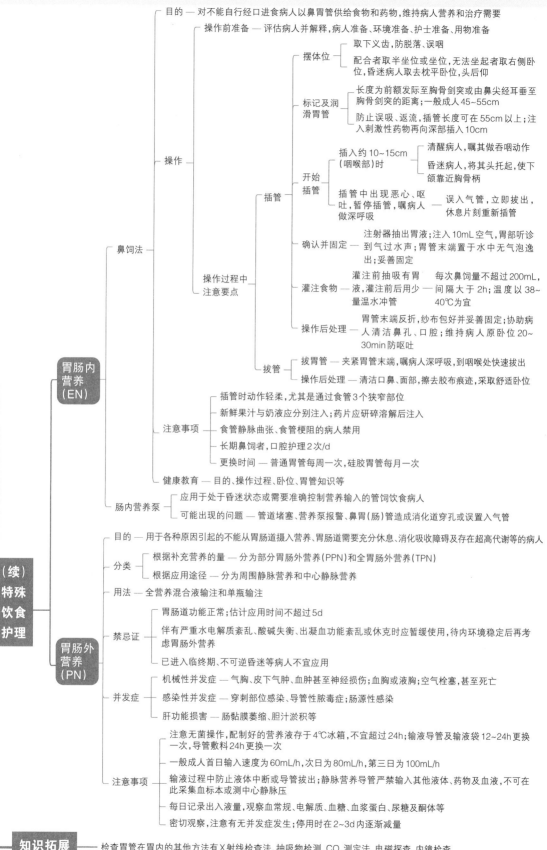

（续）
特殊
饮食
护理

胃肠内
营养
(EN)

鼻饲法

目的 —— 对不能自行经口进食病人以鼻胃管供给食物和药物,维持病人营养和治疗需要

操作前准备 —— 评估病人并解释,病人准备、环境准备、护士准备、用物准备

操作

操作过程中
注意要点

摆体位

取下义齿,防脱落、误咽

配合者取半坐位或坐位,无法坐起者取右侧卧位,昏迷病人取去枕平卧位,头后仰

标记及润滑胃管

长度为前额发际至胸骨剑突或由鼻尖经耳垂至胸骨剑突的距离;一般成人45~55cm

防止误吸、返流,插管长度可在55cm以上;注入刺激性药物再向深部插入10cm

插管

开始插管

插入约10~15cm(咽喉部)时

清醒病人,嘱其做吞咽动作

昏迷病人,将其头托起,使下颌靠近胸骨柄

插管中出现恶心、呕吐,暂停插管,嘱病人做深呼吸 —— 误入气管,立即拔出,休息片刻重新插管

确认并固定 —— 注射器抽出胃液;注入10mL空气,胃部听诊到气过水声;胃管末端置于水中无气泡逸出;妥善固定

灌注食物 —— 灌注前抽吸有胃液,灌注前后用少量温水冲管

每次鼻饲量不超过200mL,间隔大于2h;温度以38~40℃为宜

操作后处理 —— 胃管末端反折,纱布包好并妥善固定;协助病人清洁鼻孔、口腔;维持病人原卧位20~30min防呕吐

拔管

拔胃管 —— 夹紧胃管末端,嘱病人深呼吸,到咽喉处快速拔出

操作后处理 —— 清洁口鼻、面部,擦去胶布痕迹,采取舒适卧位

注意事项

插管时动作轻柔,尤其是通过食管3个狭窄部位

新鲜果汁与奶液应分别注入;药片应研碎溶解后注入

食管静脉曲张、食管梗阻的病人禁用

长期鼻饲者,口腔护理2次/d

更换时间 —— 普通胃管每周一次,硅胶胃管每月一次

健康教育 —— 目的、操作过程、卧位、胃管知识等

肠内营养泵

应用于处于昏迷状态或需要准确控制营养输入的管饲饮食病人

可能出现的问题 —— 管道堵塞、营养泵报警、鼻胃(肠)管造成消化道穿孔或误置入气管

胃肠外
营养
(PN)

目的 —— 用于各种原因引起的不能从胃肠道摄入营养、胃肠道需要充分休息、消化吸收障碍及存在超高代谢等的病人

分类

根据补充营养的量 —— 分为部分胃肠外营养(PPN)和全胃肠外营养(TPN)

根据应用途径 —— 分为周围静脉营养和中心静脉营养

用法 —— 全营养混合液输注和单瓶输注

禁忌证

胃肠道功能正常;估计应用时间不超过5d

伴有严重水电解质紊乱、酸碱失衡、出凝血功能紊乱或休克时应暂缓使用,待内环境稳定后再考虑胃肠外营养

已进入临终期、不可逆昏迷等病人不宜应用

并发症

机械性并发症 —— 气胸、皮下气肿、血肿甚至神经损伤;血胸或液胸;空气栓塞,甚至死亡

感染性并发症 —— 穿刺部位感染、导管性脓毒症;肠源性感染

肝功能损害 —— 肠黏膜萎缩、胆汁淤积等

注意事项

注意无菌操作,配制好的营养液存于4℃冰箱,不宜超过24h;输液导管及输液袋12~24h更换一次,导管敷料24h更换一次

一般成人首日输入速度为60mL/h,次日为80mL/h,第三日为100mL/h

输液过程中防止液体中断或导管拔出;静脉营养导管严禁输入其他液体、药物及血液,不可在此采集血标本或测中心静脉压

每日记录出入液量,观察血常规、电解质、血糖、血浆蛋白、尿糖及酮体等

密切观察,注意有无并发症发生;停用时在2~3d内逐渐减量

知识拓展 —— 检查胃管在胃内的其他方法有X射线检查法、抽吸物检测、CO_2测定法、电磁探查、内镜检查

本章扫码做题

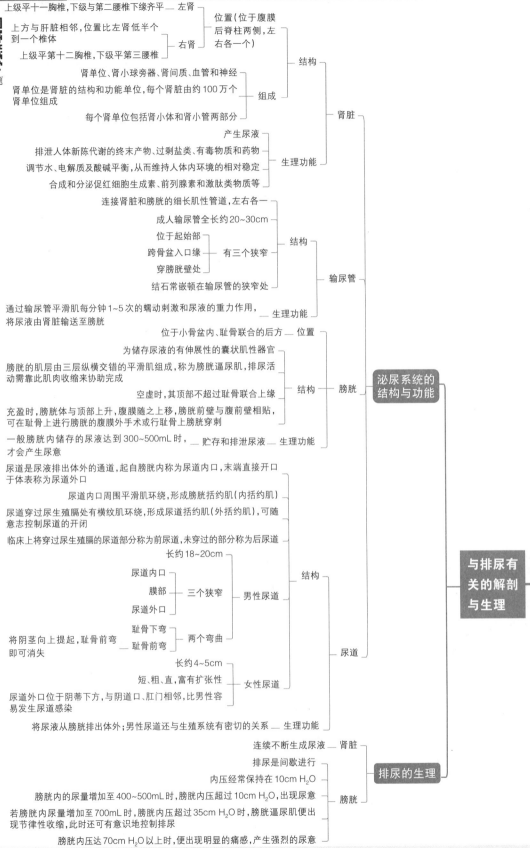

左肾 —— 上级平十一胸椎,下级与第二腰椎下缘齐平

右肾 —— 上方与肝脏相邻,位置比左肾低半个到一个椎体 / 上级平第十二胸椎,下级平第三腰椎

位置(位于腹膜后脊柱两侧,左右各一个)

结构

组成 —— 肾单位、肾小球旁器、肾间质、血管和神经 / 肾单位是肾脏的结构和功能单位,每个肾脏由约100万个肾单位组成 / 每个肾单位包括肾小体和肾小管两部分

肾脏

生理功能 —— 产生尿液 / 排泄人体新陈代谢的终末产物、过剩盐类、有毒物质和药物 / 调节水、电解质及酸碱平衡,从而维持人体内环境的相对稳定 / 合成和分泌促红细胞生成素、前列腺素和激肽类物质等

结构 —— 连接肾脏和膀胱的细长肌性管道,左右各一 / 成人输尿管全长约20~30cm / 有三个狭窄 —— 位于起始部 / 跨骨盆入口缘 / 穿膀胱壁处 / 结石常嵌顿在输尿管的狭窄处

输尿管

生理功能 —— 通过输尿管平滑肌每分钟1~5次的蠕动刺激和尿液的重力作用,将尿液由肾脏输送至膀胱

结构 —— 位于小骨盆内、耻骨联合的后方 —— 位置 / 为储存尿液的有伸展性的囊状肌性器官 / 膀胱的肌层由三层纵横交错的平滑肌组成,称为膀胱逼尿肌,排尿活动需靠此肌肉收缩来协助完成 / 空虚时,其顶部不超过耻骨联合上缘 / 充盈时,膀胱体与顶部上升,腹膜随之上移,膀胱前壁与腹前壁相贴,可在耻骨上进行膀胱的腹膜外手术或行耻骨上膀胱穿刺

膀胱

生理功能 —— 贮存和排泄尿液 —— 一般膀胱内储存的尿液达到300~500mL时,才会产生尿意

尿道 —— 结构 —— 尿道是尿液排出体外的通道,起自膀胱内称为尿道内口,末端直接开口于体表称为尿道外口 / 尿道内口周围平滑肌环绕,形成膀胱括约肌(内括约肌) / 尿道穿过尿生殖膈处有横纹肌环绕,形成尿道括约肌(外括约肌),可随意志控制尿道的开闭 / 临床上将穿过尿生殖膈的尿道部分称为前尿道,未穿过的部分称为后尿道

男性尿道 —— 长约18~20cm / 三个狭窄 —— 尿道内口 / 膜部 / 尿道外口 / 两个弯曲 —— 耻骨下弯 / 耻骨前弯 —— 将阴茎向上提起,耻骨前弯即可消失

女性尿道 —— 长约4~5cm / 短、粗、直,富有扩张性 / 尿道外口位于阴蒂下方,与阴道口、肛门相邻,比男性容易发生尿道感染

生理功能 —— 将尿液从膀胱排出体外;男性尿道还与生殖系统有密切的关系

泌尿系统的结构与功能

与排尿有关的解剖与生理

排尿的生理

肾脏 —— 连续不断生成尿液

膀胱 —— 排尿是间歇进行 / 内压经常保持在10cm H$_2$O / 膀胱内的尿量增加至400~500mL时,膀胱内压超过10cm H$_2$O,出现尿意 / 若膀胱内尿量增加至700mL时,膀胱内压超过35cm H$_2$O时,膀胱逼尿肌便出现节律性收缩,此时还可有意识地控制排尿 / 膀胱内压达70cm H$_2$O以上时,便出现明显的痛感,产生强烈的尿意

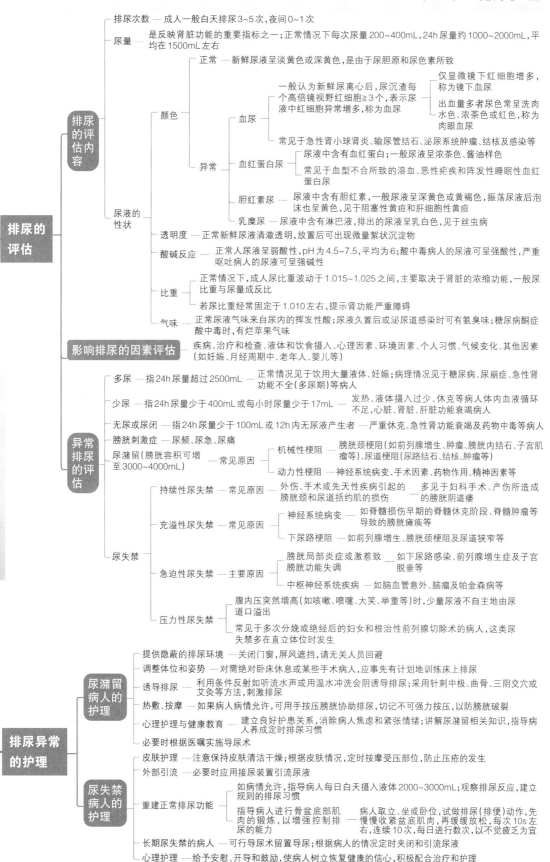

排尿的评估
├─ 排尿的评估内容
│   ├─ 排尿次数 ── 成人一般白天排尿3~5次,夜间0~1次
│   ├─ 尿量 ── 是反映肾脏功能的重要指标之一;正常情况下每次尿量200~400mL,24h尿量约1000~2000mL,平均在1500mL左右
│   └─ 尿液的性状
│   ├─ 颜色
│   │   ├─ 正常 ── 新鲜尿液呈淡黄色或深黄色,是由于尿胆原和尿色素所致
│   │   └─ 异常
│   │   ├─ 血尿 ── 一般认为新鲜尿离心后,尿沉渣每个高倍镜视野红细胞≥3个,表示尿液中红细胞异常增多,称为血尿
│   │   │   ├─ 仅显微镜下红细胞增多,称为镜下血尿
│   │   │   └─ 出血量多者尿色常呈洗肉水色、浓茶色或红色,称为肉眼血尿
│   │   ├─ 常见于急性肾小球肾炎、输尿管结石、泌尿系统肿瘤、结核及感染等
│   │   ├─ 血红蛋白尿 ── 尿液中含有血红蛋白;一般尿液呈浓茶色、酱油样色
│   │   │   └─ 常见于血型不合所致的溶血、恶性疟疾和阵发性睡眠性血红蛋白尿
│   │   ├─ 胆红素尿 ── 尿液中含有胆红素,一般尿液呈深黄色或黄褐色,振荡尿液后泡沫也呈黄色,见于阻塞性黄疸和肝细胞性黄疸
│   │   └─ 乳糜尿 ── 尿液中含有淋巴液,排出的尿液呈乳白色,见于丝虫病
│   ├─ 透明度 ── 正常新鲜尿液清澈透明,放置后可出现微量絮状沉淀物
│   ├─ 酸碱反应 ── 正常人尿液呈弱酸性,pH为4.5~7.5,平均为6;酸中毒病人的尿液可呈强酸性,严重呕吐病人的尿液可呈强碱性
│   ├─ 比重
│   │   ├─ 正常情况下,成人尿比重波动于1.015~1.025之间,主要取决于肾脏的浓缩功能,一般尿比重与尿量成反比
│   │   └─ 若尿比重经常固定于1.010左右,提示肾功能严重障碍
│   └─ 气味 ── 正常尿液气味来自尿内的挥发性酸;尿液久置后或泌尿道感染时可有氨臭味;糖尿病酮症酸中毒时,有烂苹果气味
├─ 影响排尿的因素评估 ── 疾病、治疗和检查、液体和饮食摄入、心理因素、环境因素、个人习惯、气候变化、其他因素(如妊娠、月经周期中、老年人、婴儿等)

异常排尿的评估
├─ 多尿 ── 指24h尿量超过2500mL ── 正常情况见于饮用大量液体、妊娠;病理情况见于糖尿病、尿崩症、急性肾功能不全(多尿期)等病人
├─ 少尿 ── 指24h尿量少于400mL或每小时尿量少于17mL ── 发热、液体摄入过少、休克等病人体内血液循环不足,心脏、肾脏、肝脏功能衰竭病人
├─ 无尿或尿闭 ── 指24h尿量少于100mL或12h内无尿液产生者 ── 严重休克、急性肾功能衰竭及药物中毒等病人
├─ 膀胱刺激症 ── 尿频、尿急、尿痛
├─ 尿潴留(膀胱容积可增至3000~4000mL) ── 常见原因
│   ├─ 机械性梗阻 ── 膀胱颈梗阻(如前列腺增生、肿瘤、膀胱内结石、子宫肌瘤等)、尿道梗阻(尿路结石、结核、肿瘤等)
│   └─ 动力性梗阻 ── 神经系统病变、手术因素、药物作用、精神因素等
└─ 尿失禁
    ├─ 持续性尿失禁 ── 常见原因 ── 外伤、手术或先天性疾病引起的膀胱颈和尿道括约肌的损伤 ── 多见于妇科手术、产伤所造成的膀胱阴道瘘
    ├─ 充溢性尿失禁 ── 常见原因
    │   ├─ 神经系统病变 ── 如脊髓损伤早期的脊髓休克阶段、脊髓肿瘤等导致的膀胱瘫痪等
    │   └─ 下尿路梗阻 ── 如前列腺增生、膀胱颈梗阻及尿道狭窄等
    ├─ 急迫性尿失禁 ── 主要原因
    │   ├─ 膀胱局部炎症或激惹致膀胱功能失调 ── 如下尿路感染、前列腺增生症及子宫脱垂等
    │   └─ 中枢神经系统疾病 ── 如脑血管意外、脑瘤及帕金森病等
    └─ 压力性尿失禁
        ├─ 腹内压突然增高(如咳嗽、喷嚏、大笑、举重等)时,少量尿液不自主地由尿道口溢出
        └─ 常见于多次分娩或绝经后的妇女和根治性前列腺切除术的病人,这类尿失禁多在直立体位时发生

排尿异常的护理
├─ 尿潴留病人的护理
│   ├─ 提供隐蔽的排尿环境 ── 关闭门窗,屏风遮挡,请无关人员回避
│   ├─ 调整体位和姿势 ── 对需绝对卧床休息或某些手术病人,应事先有计划地训练床上排尿
│   ├─ 诱导排尿 ── 利用条件反射如听流水声或用温水冲洗会阴诱导排尿;采用针刺中极、曲骨、三阴交穴或艾灸等方法,刺激排尿
│   ├─ 热敷、按摩 ── 如果病人病情允许,可用手按压膀胱协助排尿,切记不可强力按压,以防膀胱破裂
│   ├─ 心理护理与健康教育 ── 建立良好护患关系,消除病人焦虑和紧张情绪;讲解尿潴留相关知识,指导病人养成定时排尿习惯
│   └─ 必要时根据医嘱实施导尿术
└─ 尿失禁病人的护理
    ├─ 皮肤护理 ── 注意保持皮肤清洁干燥;根据皮肤情况,定时按摩受压部位,防止压疮的发生
    ├─ 外部引流 ── 必要时应用接尿装置引流尿液
    ├─ 重建正常排尿功能
    │   ├─ 如病情允许,指导病人每日白天摄入液体2000~3000mL;观察排尿反应,建立规则的排尿习惯
    │   └─ 指导病人进行骨盆底部肌肉的锻炼,以增强控制排尿的能力 ── 病人取立、坐或卧位,试做排尿(便)动作,先慢慢收紧盆底肌肉,再缓缓放松,每次10s左右,连续10次,每日进行数次,以不觉疲乏为宜
    ├─ 长期尿失禁的病人 ── 可行导尿术留置导尿;根据病人的情况定时夹闭和引流尿液
    └─ 心理护理 ── 给予安慰、开导和鼓励,使病人树立恢复健康的信心,积极配合治疗和护理

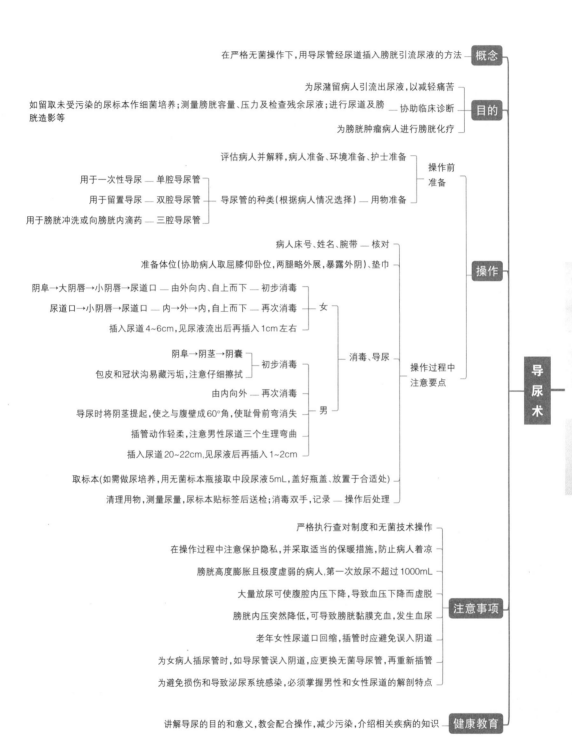

在严格无菌操作下,用导尿管经尿道插入膀胱引流尿液的方法 —— 概念

为尿潴留病人引流出尿液,以减轻痛苦

如留取未受污染的尿标本作细菌培养;测量膀胱容量、压力及检查残余尿液;进行尿道及膀胱造影等 —— 协助临床诊断 —— 目的

为膀胱肿瘤病人进行膀胱化疗

评估病人并解释,病人准备、环境准备、护士准备 —— 操作前准备

用于一次性导尿 —— 单腔导尿管

用于留置导尿 —— 双腔导尿管 —— 导尿管的种类(根据病人情况选择) —— 用物准备

用于膀胱冲洗或向膀胱内滴药 —— 三腔导尿管

病人床号、姓名、腕带 —— 核对

准备体位(协助病人取屈膝仰卧位,两腿略外展,暴露外阴)、垫巾

阴阜→大阴唇→小阴唇→尿道口 —— 由外向内、自上而下 —— 初步消毒

尿道口→小阴唇→尿道口 —— 内→外→内,自上而下 —— 再次消毒 —— 女

插入尿道4~6cm,见尿液流出后再插入1cm左右

阴阜→阴茎→阴囊 —— 初步消毒

包皮和冠状沟易藏污垢,注意仔细擦拭

由内向外 —— 再次消毒 —— 男 —— 消毒、导尿 —— 操作过程中注意要点 —— 操作

导尿时将阴茎提起,使之与腹壁成60°角,使耻骨前弯消失

插管动作轻柔,注意男性尿道三个生理弯曲

插入尿道20~22cm,见尿液后再插入1~2cm

取标本(如需做尿培养,用无菌标本瓶接取中段尿液5mL,盖好瓶盖、放置于合适处)

清理用物,测量尿量,尿标本贴标签后送检;消毒双手,记录 —— 操作后处理

导尿术

严格执行查对制度和无菌技术操作

在操作过程中注意保护隐私,并采取适当的保暖措施,防止病人着凉

膀胱高度膨胀且极度虚弱的病人,第一次放尿不超过1000mL

大量放尿可使腹腔内压下降,导致血压下降而虚脱

膀胱内压突然降低,可导致膀胱黏膜充血,发生血尿 —— 注意事项

老年女性尿道口回缩,插管时应避免误入阴道

为女病人插尿管时,如导尿管误入阴道,应更换无菌导尿管,再重新插管

为避免损伤和导致泌尿系统感染,必须掌握男性和女性尿道的解剖特点

讲解导尿的目的和意义,教会配合操作,减少污染,介绍相关疾病的知识 —— 健康教育

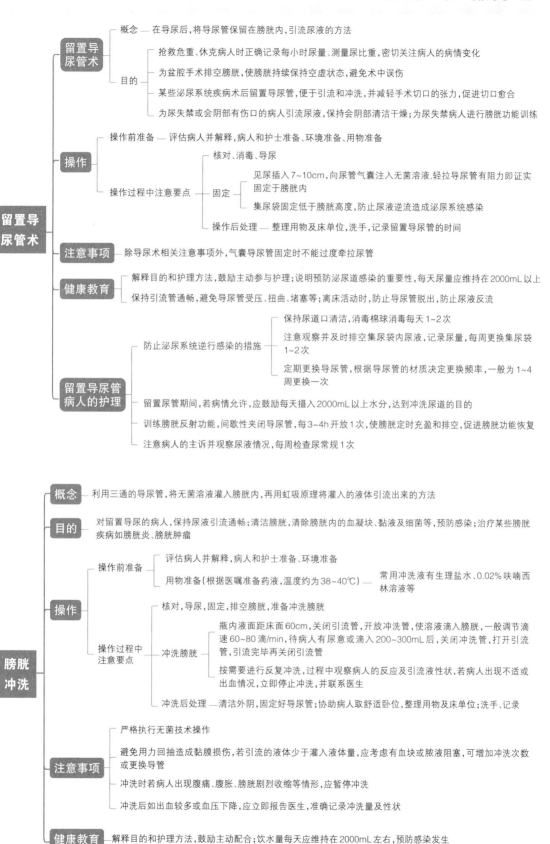

留置导尿管术
- 留置导尿管术
  - 概念 —— 在导尿后,将导尿管保留在膀胱内,引流尿液的方法
  - 目的
    - 抢救危重、休克病人时正确记录每小时尿量、测量尿比重,密切关注病人的病情变化
    - 为盆腔手术排空膀胱,使膀胱持续保持空虚状态,避免术中误伤
    - 某些泌尿系统疾病术后留置导尿管,便于引流和冲洗,并减轻手术切口的张力,促进切口愈合
    - 为尿失禁或会阴部有伤口的病人引流尿液,保持会阴部清洁干燥;为尿失禁病人进行膀胱功能训练
  - 操作
    - 操作前准备 —— 评估病人并解释,病人和护士准备、环境准备、用物准备
    - 操作过程中注意要点
      - 核对、消毒、导尿
      - 固定
        - 见尿插入7~10cm,向尿管气囊注入无菌溶液,轻拉导尿管有阻力即证实固定于膀胱内
        - 集尿袋固定低于膀胱高度,防止尿液逆流造成泌尿系统感染
      - 操作后处理 —— 整理用物及床单位,洗手,记录留置导尿管的时间
  - 注意事项 —— 除导尿术相关注意事项外,气囊导尿管固定时不能过度牵拉尿管
  - 健康教育
    - 解释目的和护理方法,鼓励主动参与护理;说明预防泌尿道感染的重要性,每天尿量应维持在2000mL以上
    - 保持引流管通畅,避免导尿管受压、扭曲、堵塞等;离床活动时,防止导尿管脱出,防止尿液反流
  - 留置导尿管病人的护理
    - 防止泌尿系统逆行感染的措施
      - 保持尿道口清洁,消毒棉球消毒每天1~2次
      - 注意观察并及时排空集尿袋内尿液,记录尿量,每周更换集尿袋1~2次
      - 定期更换导尿管,根据导尿管的材质决定更换频率,一般为1~4周更换一次
    - 留置尿管期间,若病情允许,应鼓励每天摄入2000mL以上水分,达到冲洗尿道的目的
    - 训练膀胱反射功能,间歇性夹闭导尿管,每3~4h开放1次,使膀胱定时充盈和排空,促进膀胱功能恢复
    - 注意病人的主诉并观察尿液情况,每周检查尿常规1次

膀胱冲洗
- 概念 —— 利用三通的导尿管,将无菌溶液灌入膀胱内,再用虹吸原理将灌入的液体引流出来的方法
- 目的 —— 对留置导尿的病人,保持尿液引流通畅;清洁膀胱,清除膀胱内的血凝块、黏液及细菌等,预防感染;治疗某些膀胱疾病如膀胱炎、膀胱肿瘤
- 操作
  - 操作前准备
    - 评估病人并解释,病人和护士准备、环境准备
    - 用物准备(根据医嘱准备药液,温度约为38~40℃) —— 常用冲洗液有生理盐水、0.02%呋喃西林溶液等
  - 操作过程中注意要点
    - 核对,导尿,固定,排空膀胱,准备冲洗膀胱
    - 冲洗膀胱
      - 瓶内液面距床面60cm,关闭引流管,开放冲洗管,使溶液滴入膀胱,一般调节滴速60~80滴/min,待病人有尿意或滴入200~300mL后,关闭冲洗管,打开引流管,引流完毕再关闭引流管
      - 按需要进行反复冲洗,过程中观察病人的反应及引流液性状,若病人出现不适或出血情况,立即停止冲洗,并联系医生
    - 冲洗后处理 —— 清洁外阴,固定好导尿管;协助病人取舒适卧位,整理用物及床单位;洗手、记录
- 注意事项
  - 严格执行无菌技术操作
  - 避免用力回抽造成黏膜损伤,若引流的液体少于灌入液体量,应考虑有血块或脓液阻塞,可增加冲洗次数或更换导管
  - 冲洗时若病人出现腹痛、腹胀、膀胱剧烈收缩等情形,应暂停冲洗
  - 冲洗后如出血较多或血压下降,应立即报告医生,准确记录冲洗量及性状
- 健康教育 —— 解释目的和护理方法,鼓励主动配合;饮水量每天应维持在2000mL左右,预防感染发生

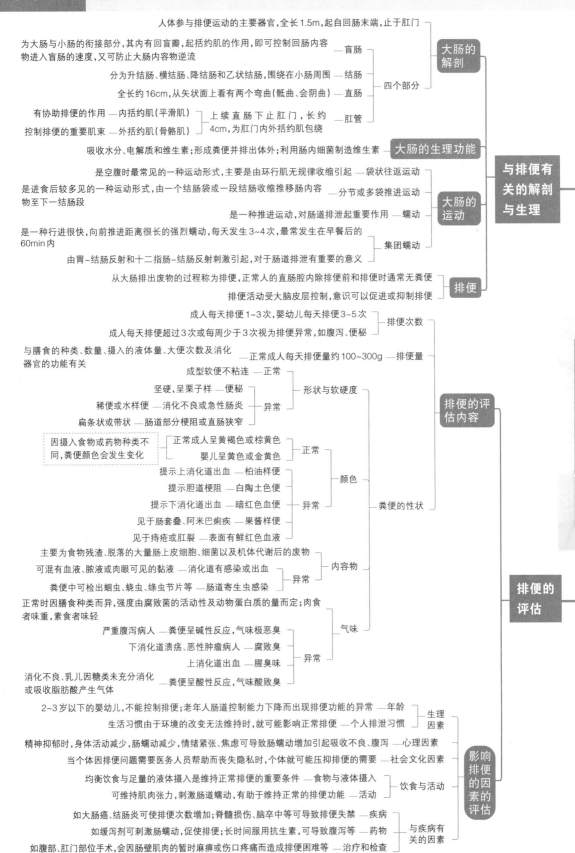

人体参与排便运动的主要器官,全长1.5m,起自回肠末端,止于肛门

为大肠与小肠的衔接部分,其内有回盲瓣,起括约肌的作用,即可控制回肠内容物进入盲肠的速度,又可防止大肠内容物逆流 — 盲肠

分为升结肠、横结肠、降结肠和乙状结肠,围绕在小肠周围 — 结肠

全长约16cm,从矢状面上看有两个弯曲(骶曲、会阴曲) — 直肠

四个部分

有协助排便的作用 — 内括约肌(平滑肌)
控制排便的重要肌束 — 外括约肌(骨骼肌)
上续直肠下止肛门,长约4cm,为肛门内外括约肌包绕 — 肛管

大肠的解剖

吸收水分、电解质和维生素;形成粪便并排出体外;利用肠内细菌制造维生素 — **大肠的生理功能**

是空腹时最常见的一种运动形式,主要是由环行肌无规律收缩引起 — 袋状往返运动

是进食后较多见的一种运动形式,由一个结肠袋或一段结肠收缩推移肠内容物至下一结肠段 — 分节或多袋推进运动

是一种推进运动,对肠道排泄起重要作用 — 蠕动

大肠的运动

是一种行进很快,向前推进距离很长的强烈蠕动,每天发生3~4次,最常发生在早餐后的60min内
由胃-结肠反射和十二指肠-结肠反射刺激引起,对于肠道排泄有重要的意义 — 集团蠕动

与排便有关的解剖与生理

从大肠排出废物的过程称为排便,正常人的直肠腔内除排便前和排便时通常无粪便
排便活动受大脑皮层控制,意识可以促进或抑制排便 — **排便**

成人每天排便1~3次,婴幼儿每天排便3~5次
成人每天排便超过3次或每周少于3次视为排便异常,如腹泻、便秘 — 排便次数

与膳食的种类、数量、摄入的液体量、大便次数及消化器官的功能有关 — 正常成人每天排便量约100~300g — 排便量

成型软便不粘连 — 正常
坚硬,呈栗子样 — 便秘
稀便或水样便 — 消化不良或急性肠炎
扁条状或带状 — 肠道部分梗阻或直肠狭窄
异常
形状与软硬度

因摄入食物或药物种类不同,粪便颜色会发生变化
正常成人呈黄褐色或棕黄色
婴儿呈黄色或金黄色
正常
提示上消化道出血 — 柏油样便
提示胆道梗阻 — 白陶土色便
提示下消化道出血 — 暗红色血便
见于肠套叠、阿米巴痢疾 — 果酱样便
见于痔疮或肛裂 — 表面有鲜红色血液
异常
颜色

粪便的性状

主要为食物残渣、脱落的大量肠上皮细胞、细菌以及机体代谢后的废物
可混有血液、脓液或肉眼可见的黏液 — 消化道有感染或出血
粪便中可检出蛔虫、蛲虫、绦虫节片等 — 肠道寄生虫感染
异常
内容物

正常时因膳食种类而异,强度由腐败菌的活动性及动物蛋白质的量而定;肉食者味重,素食者味轻
严重腹泻病人 — 粪便呈碱性反应,气味极恶臭
下消化道溃疡、恶性肿瘤病人 — 腐败臭
上消化道出血 — 腥臭味
异常
气味

消化不良、乳儿因糖类未充分消化或吸收脂肪酸产生气体 — 粪便呈酸性反应,气味酸败臭

排便的评估内容

2~3岁以下的婴幼儿,不能控制排便;老年人肠道控制能力下降而出现排便功能的异常 — 年龄
生活习惯由于环境的改变无法维持时,就可能影响正常排便 — 个人排泄习惯
生理因素

精神抑郁时,身体活动减少,肠蠕动减少,情绪紧张、焦虑可导致肠蠕动增加引起吸收不良、腹泻 — 心理因素

当个体因排便问题需要医务人员帮助而感失隐私时,个体就可能压抑排便的需要 — 社会文化因素

均衡饮食与足量的液体摄入是维持正常排便的重要条件 — 食物与液体摄入
可维持肌肉张力,刺激肠道蠕动,有助于维持正常的排便功能 — 活动
饮食与活动

如大肠癌、结肠炎可使排便次数增加;脊髓损伤、脑卒中等可导致排便失禁 — 疾病
如缓泻剂可刺激肠蠕动,促使排便;长时间服用抗生素,可导致腹泻等 — 药物
如腹部、肛门部位手术,会因肠壁肌肉的暂时麻痹或伤口疼痛而造成排便困难等 — 治疗和检查
与疾病有关的因素

影响排便的因素的评估

排便的评估

(续)排便的评估 ┬ 异常排便的评估 ┬ 便秘 ┬ 原因 —— 某些器质性病变;排便时间或活动受限;各类直肠肛门手术;滥用缓泻剂、栓剂,灌肠等
│ │ └ 症状和体征 —— 腹胀、腹痛、食欲不佳、消化不良、乏力等,便秘者粪便干硬,触诊腹部较硬实且紧张,肛诊可触及粪块
│ ├ 粪便嵌塞 ┬ 原因 —— 便秘未能及时解除,粪便滞留在直肠内,最终使粪块变得又大又硬不能排出
│ │ └ 症状和体征 —— 病人有排便活动,肛门处有少量液化的粪便渗出,但不能排出
│ ├ 腹泻 ┬ 原因 —— 饮食不当或使用泻剂不当;消化系统发育不成熟;胃肠道患者等
│ │ └ 症状和体征 —— 腹痛、肠痉挛、有急于排便的需要和难以控制的感觉;粪便松散或呈液体样
│ ├ 排便失禁 ┬ 原因 —— 神经肌肉系统病变或损伤,如瘫痪,胃肠道疾患,精神障碍等
│ │ └ 症状和体征 —— 不自主地排出粪便
│ └ 肠胀气(一般情况下,肠道气体只有150mL左右) ┬ 原因 —— 食入过多产气性食物;吞入大量空气;肠蠕动减少;肠道梗阻及肠道手术后
│ └ 症状和体征 —— 病人腹部膨隆,叩诊呈鼓音、腹胀、肛门排气过多

排便异常的护理 ┬ 便秘病人的护理 ┬ 提供适当的排便环境 —— 为病人提供单独隐蔽的环境及充裕的排便时间
│ ├ 选取适宜的排便姿势 —— 床上使用便盆时,除非有特别禁忌,最好采取坐姿或抬高床头,利用重力作用增加腹内压促进排便
│ ├ 腹部环形按摩 —— 排便时用手沿结肠解剖位置自右向左环行按摩,可促使降结肠的内容物向下移动,并可增加腹内压
│ ├ 遵医嘱给予口服缓泻药物 —— 使用缓泻剂可暂时解除便秘,但长期使用或滥用又常成为慢性便秘的主要原因
│ ├ 使用简易通便剂 —— 常用的有开塞露、甘油栓等
│ ├ 灌肠 —— 以上方法均无效,遵医嘱给予灌肠
│ └ 健康教育 ┬ 帮助患者重建正常的排便习惯
│ ├ 合理安排膳食,多摄取可促进排便的食物和饮料,病情允许时液体摄入量不少于2000mL/d
│ └ 鼓励患者适当运动 ┬ 按个人需要拟定规律的活动计划并协助病人进行,如散步、做操、打太极等
│ └ 对长期卧床病人应勤翻身,并进行环形按摩腹部或热敷
├ 粪便嵌塞病人的护理 ┬ 润肠 —— 早期可使用栓剂、口服缓泻剂来润肠通便
│ ├ 灌肠 —— 必要时先行油类保留灌肠,2~3h后再做清洁灌肠
│ ├ 人工取便 —— 通常在清洁灌肠无效后按医嘱执行,操作中如病人出现心悸、头昏时须立刻停止
│ └ 健康教育 —— 建立合理的膳食结构,协助病人建立并维持正常的排便习惯,防止便秘
├ 腹泻病人的护理 ┬ 去除原因 —— 如肠道感染者,应遵医嘱给予抗生素
│ ├ 卧床休息 —— 减少肠蠕动,注意腹部保暖
│ ├ 膳食调理 —— 鼓励病人饮水,少量多次,可酌情给予淡盐水;严重腹泻时可暂禁食
│ ├ 防治水和电解质紊乱 —— 按医嘱给予止泻剂,口服补液盐液或静脉输液
│ ├ 维持皮肤完整性 —— 便后用软纸轻擦肛门,温水清洗,在肛门周围涂油膏
│ ├ 密切观察病情 ┬ 记录排便的性质、次数、量等,注意有无脱水指征,必要时留取标本送检
│ │ └ 如疑为传染病则按肠道隔离原则护理
│ ├ 心理支持
│ └ 健康教育 —— 讲解腹泻知识,指导病人养成良好的卫生习惯
├ 排便失禁病人的护理 ┬ 心理护理 —— 应尊重和理解病人,给予心理安慰与支持
│ ├ 保护皮肤 —— 保持皮肤清洁干燥,避免破损感染
│ ├ 帮助病人重建控制排便的能力,进行肛门括约肌及盆底部肌肉收缩训练(每次10s,连续10次,每次20~30min)
│ ├ 如无禁忌,保证患者摄入足量的液体
│ └ 及时更换污湿的衣裤被单,定时开窗通风,除去不良气味
└ 肠胀气病人的护理 ┬ 指导病人养成良好的饮食习惯(细嚼慢咽)
├ 去除引起肠胀气的原因,如勿食产气食物等
├ 鼓励病人适当活动,以促进肠蠕动,减轻肠胀气
└ 轻微胀气时可行腹部热敷或按摩、针刺疗法;严重胀气时,遵医嘱肛管排气或药物治疗

知识拓展 ── 便秘给老年人带来的危害 ┬ 某些急性心血管疾病的致死诱因
├ 引起局部或全身不适
└ 诱发多种疾病

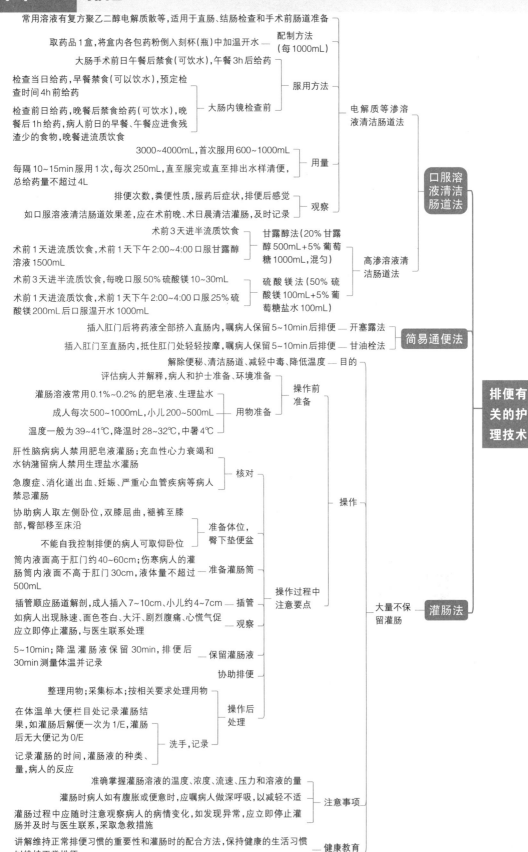

排便有关的护理技术

口服溶液清洁肠道法

电解质等渗溶液清洁肠道法

- 配制方法(每1000mL)
  - 常用溶液有复方聚乙二醇电解质散等,适用于直肠、结肠检查和手术前肠道准备
  - 取药品1盒,将盒内各包药粉倒入刻杯(瓶)中加温开水
- 服用方法
  - 大肠手术前日午餐后禁食(可饮水),午餐3h后给药
  - 大肠内镜检查前
    - 检查当日给药,早餐禁食(可以饮水),预定检查时间4h前给药
    - 检查前日给药,晚餐后禁食给药(可饮水),晚餐后1h给药,病人前日的早餐、午餐应进食残渣少的食物,晚餐进流质饮食
- 用量
  - 3000~4000mL,首次服用600~1000mL
  - 每隔10~15min服用1次,每次250mL,直至服完或直至排出水样清便,总给药量不超过4L
- 观察
  - 排便次数,粪便性质,服药后症状,排便后感觉
  - 如口服溶液清洁肠道效果差,应在术前晚、术日晨清洁灌肠,及时记录

高渗溶液清洁肠道法

- 甘露醇法(20%甘露醇500mL+5%葡萄糖1000mL,混匀)
  - 术前3天进半流质饮食
  - 术前1天进流质饮食,术前1天下午2:00~4:00口服甘露醇溶液1500mL
- 硫酸镁法(50%硫酸镁100mL+5%葡萄糖盐水100mL)
  - 术前3天进半流质饮食,每晚口服50%硫酸镁10~30mL
  - 术前1天进流质饮食,术前1天下午2:00~4:00口服25%硫酸镁200mL后口服温开水1000mL

简易通便法

- 开塞露法:插入肛门后将药液全部挤入直肠内,嘱病人保留5~10min后排便
- 甘油栓法:插入肛门至直肠内,抵住肛门处轻轻按摩,嘱病人保留5~10min后排便

灌肠法

大量不保留灌肠

- 目的:解除便秘、清洁肠道、减轻中毒、降低温度
- 操作前准备
  - 评估病人并解释,病人和护士准备、环境准备
  - 用物准备
    - 灌肠溶液常用0.1%~0.2%的肥皂液、生理盐水
    - 成人每次500~1000mL,小儿200~500mL
    - 温度一般为39~41℃,降温时28~32℃,中暑4℃
- 操作
  - 核对
    - 肝性脑病病人禁用肥皂液灌肠;充血性心力衰竭和水钠潴留病人禁用生理盐水灌肠
    - 急腹症、消化道出血、妊娠、严重心血管疾病等病人禁忌灌肠
  - 准备体位,臀下垫便盆
    - 协助病人取左侧卧位,双膝屈曲,褪裤至膝部,臀部移至床沿
    - 不能自我控制排便的病人可取仰卧位
  - 操作过程中注意要点
    - 准备灌肠筒:筒内液面高于肛门约40~60cm;伤寒病人的灌肠筒内液面不高于肛门30cm,液体量不超过500mL
    - 插管:插管顺应肠道解剖,成人插入7~10cm、小儿约4~7cm
    - 观察:如病人出现脉速、面色苍白、大汗、剧烈腹痛、心慌气促应立即停止灌肠,与医生联系处理
    - 保留灌肠液:5~10min;降温灌肠液保留30min,排便后30min测量体温并记录
    - 协助排便
- 操作后处理
  - 整理用物;采集标本;按相关要求处理用物
  - 洗手,记录
    - 在体温单大便栏目处记录灌肠结果,如灌肠后解便一次为1/E,灌肠后无大便记为0/E
    - 记录灌肠的时间,灌肠液的种类、量,病人的反应
- 注意事项
  - 准确掌握灌肠溶液的温度、浓度、流速、压力和溶液的量
  - 灌肠时病人如有腹胀或便意时,应嘱病人做深呼吸,以减轻不适
  - 灌肠过程中应随时注意观察病人的病情变化,如发现异常,应立即停止灌肠并及时与医生联系,采取急救措施
- 健康教育:讲解维持正常排便习惯的重要性和灌肠时的配合方法,保持健康的生活习惯以维持正常排便

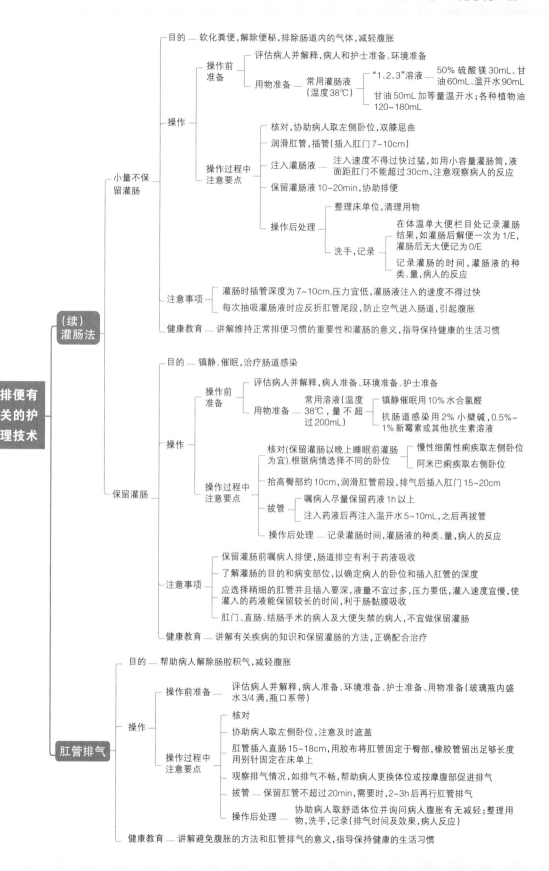

本章扫码做题

给药：即药物治疗，是临床最常用的一种治疗方法 ——— **定义**

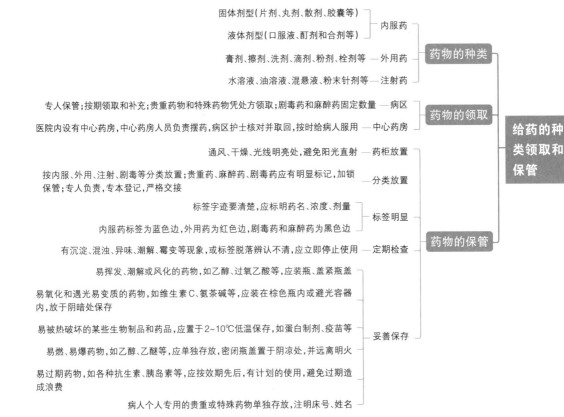

固体剂型(片剂、丸剂、散剂、胶囊等) ——┐
液体剂型(口服液、酊剂和合剂等) ——┘ 内服药
膏剂、擦剂、洗剂、滴剂、粉剂、栓剂等 —— 外用药 }药物的种类
水溶液、油溶液、混悬液、粉末针剂等 —— 注射药

专人保管；按期领取和补充；贵重药物和特殊药物凭处方领取；剧毒药和麻醉药固定数量 —— 病区
医院内设有中心药房，中心药房人员负责摆药，病区护士核对并取回，按时给病人服用 —— 中心药房 }药物的领取

通风、干燥、光线明亮处，避免阳光直射 —— 药柜放置
按内服、外用、注射、剧毒等分类放置；贵重药、麻醉药、剧毒药应有明显标记，加锁保管；专人负责，专本登记，严格交接 —— 分类放置
标签字迹要清楚，应标明药名、浓度、剂量 ——┐
内服药标签为蓝色边，外用药为红色边，剧毒药和麻醉药为黑色边 ——┘ 标签明显
有沉淀、混浊、异味、潮解、霉变等现象，或标签脱落辨认不清，应立即停止使用 —— 定期检查 }药物的保管
易挥发、潮解或风化的药物，如乙醇、过氧乙酸等，应装瓶、盖紧瓶盖 ——┐
易氧化和遇光易变质的药物，如维生素C、氨茶碱等，应装在棕色瓶内或避光容器内，放于阴暗处保存
易被热破坏的某些生物制品和药品，应置于2~10℃低温保存，如蛋白制剂、疫苗等 —— 妥善保存
易燃、易爆药物，如乙醇、乙醚等，应单独存放，密闭瓶盖置于阴凉处，并远离明火
易过期药物，如各种抗生素、胰岛素等，应按效期先后，有计划的使用，避免过期造成浪费
病人个人专用的贵重或特殊药物单独存放，注明床号、姓名

给药的种类领取和保管

对有疑问的医嘱，应及时向医生提出，切不可盲目执行，也不可擅自更改医嘱 —— 根据医嘱准确给药
准确的药物；准确的剂量；准确的途径；准确的时间；准确的病人 —— 五个准确
操作前、操作中、操作后查 —— 三查 } 严格执行查对制度
床号、姓名、药名、浓度、剂量、用法、时间 —— 七对
对易发生过敏反应的药物，使用前应了解过敏史，按要求做过敏试验，结果阴性方可使用 —— 安全正确用药
如硝苯地平治疗心绞痛时，应观察心绞痛发作的次数、强度，心电图等情况 —— 密切观察用药反应

给药的原则

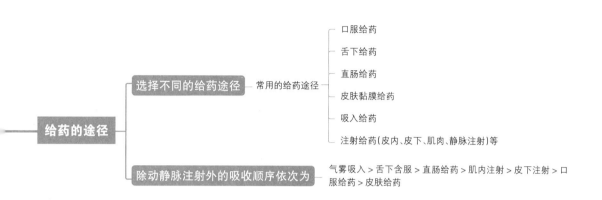

给药的途径
- 选择不同的给药途径 — 常用的给药途径
  - 口服给药
  - 舌下给药
  - 直肠给药
  - 皮肤黏膜给药
  - 吸入给药
  - 注射给药(皮内、皮下、肌肉、静脉注射)等
- 除动静脉注射外的吸收顺序依次为 — 气雾吸入＞舌下含服＞直肠给药＞肌内注射＞皮下注射＞口服给药＞皮肤给药

给药的次数与时间 — 给药次数与时间
- 取决药物的半衰期,以能维持药物在血液中的有效浓度为最佳选择
- 考虑药物的特性及人体的生理节奏

影响药物作用的因素
- 机体因素
  - 生理因素
    - 年龄与体重 — 一般来说药物用量与体重成正比
    - 性别 — 除性激素外,性别不同对药物的反应一般无明显的差别
  - 病理状态
    - 疾病可影响机体对药物的敏感性,也可改变药物的体内过程,从而增强或减弱药物效应
    - 在病理因素中,应特别注意肝肾功能的受损程度
  - 心理行为因素 — 病人的情绪、对药物的信赖程度、对药疗的配合程度、医务人员的语言及暗示作用等最为重要
- 药物因素
  - 药物剂量
    - 在一定范围内,药物剂量增加,其药效相应增强;剂量减少,药效减弱
    - 剂量超过一定限度时则产生中毒反应,如洋地黄类药物
  - 药物剂型 — 同一药物的不同剂型由于吸收量与速度不同,从而影响药效的快慢和强弱;口服给药时,液体制剂比固体制剂吸收快
  - 给药途径与时间 — 不同的给药途径能影响药效的强弱,如用药的次数与间隔时间取决于药物的半衰期
  - 联合用药 — 两种或两种以上药物同时或先后应用
- 其他因素
  - 饮食能促进药物的吸收增加疗效 — 如高脂饮食可以促进对脂溶性维生素A、维生素D、维生素E的吸收
  - 饮食能干扰药物的吸收降低疗效 — 如在补钙时不宜同食菠菜,因菠菜中含有大量的草酸,草酸与钙结合成草酸钙而影响钙吸收
  - 饮食能改变尿液的pH而影响药物疗效 — 如磺胺类药物在碱性尿液中抗菌力较强,应多食素食,以碱化尿液增加疗效

口服给药:是临床上最常用、方便、经济、安全、适用范围广的给药方法,药物经口服后被胃肠道吸收进入血液循环,从而达到局部治疗和全身治疗的目的 —— **定义**

减轻症状、治疗疾病、维持正常生理功能、协助诊断和预防疾病 —— **目的**

病情、年龄、意识状态、治疗情况 ┐
吞咽能力,有无口腔、食管疾患,有无恶心、呕吐状况 ├ 评估 ┐
是否配合服药及遵医行为 ┘　　　　　├ 评估病人并解释
对药物的相关知识了解程度 ┐　　　　│
向病人及家庭解释给药目的和服药的注意事项 — 解释 ┘

病人所需口服药物由中心药房负责准备 ┐
病区护士负责把服药车、医生处方送至中心药房 ├ 药物准备 ┐
中心药房的药剂师负责摆药、核对,并将服药车上锁 ┘　　　├ 药物及用物准备　**操作前准备**
外勤人员将服药车送至病区 ┐　　　　　　　　　　　│
药车、服药本、小药卡、饮水管、水壶(内盛温开水)等 — 用物准备 ┘

了解服药目的、方法、注意事项和配合要点,取舒适体位 — 病人准备 ┐
环境清洁、安静、光线充足 — 环境准备 ├
衣帽整齐,修剪指甲,洗手,戴口罩 — 护士准备 ┘

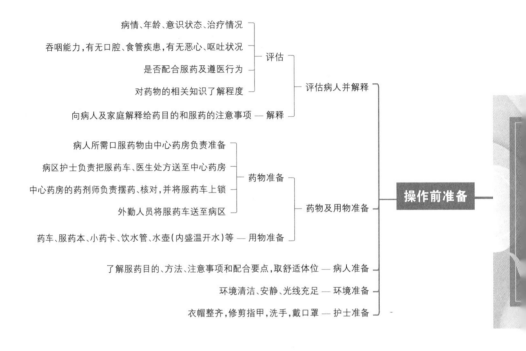

备齐用物 ┐　　　　**发药步骤**
在规定时间内送药至病人床前 ┐　　│
将药袋打开,核对药物 — 发药 ┤
核对床号、姓名、腕带,并询问病人的名字,得到准确回答后才可发药 ┘

(续)发药步骤 — **(续)发药**
- 协助病人取舒适体位,解释服药目的及注意事项,如病人提出疑问,应重新核对后再发药
- 提供温开水,协助病人服药,并确认病人服下;对危重病人及不能自行服药的病人应喂药;鼻饲病人须将药物碾碎,用水溶解后,从胃管注入,再用少量温开水冲净胃管
- 药袋放回时再查对一次
- 发药完毕后,药袋按要求作相应处理,清洁发药车
- 观察与记录,洗手,观察药物疗效;记录药物名称、剂量、服药时间及药物疗效、副作用等

注意事项
- 严格执行查对制度和无菌操作原则
- 需吞服的药物通常用40~60℃温水送下,禁用茶水服药
- 婴幼儿、鼻饲、上消化道出血病人所用的固体药,发药前需将药片研碎
- 增加或停用某种药物时,应及时告知病人
- 注意药物之间的配伍禁忌

健康教育
- 对牙齿有腐蚀的药物;如酸类、铁剂,应用吸水管吸服后漱口,以保护牙齿
- 缓释片、肠溶片、胶囊吞服时不可嚼碎;舌下含片应放舌下或两颊黏膜与牙齿之间待其溶化
- 健胃药在饭前服;助消化及对胃黏膜有刺激性的药饭后服;催眠药在睡前服;驱虫药宜空腹或半空腹服用
- 抗生素及磺胺类药物准时服药,以确保有效的血药浓度
- 服用对呼吸黏膜起安抚作用的药物,如服用止咳糖浆后不宜立即饮水
- 某些磺胺类药物经肾脏排出,尿少时易析出结晶堵塞肾小管,服药后要多饮水
- 服强心苷类药物时需加强对心率及节律的监测,脉率低于60次/min或节律不齐时应暂停服用,并告知医生

注射给药法：是将无菌药液注入体内，以达到预防和治疗疾病的方法 — **定义**

皮内注射、皮下注射、肌内注射、静脉注射 — **常用的注射给药法**

做好"三查七对"，确保准确无误给药

检查药物质量，如发现药液过期、浑浊、沉淀、变色、变质或药液瓶身有裂痕等现象，则不可使用 — **严格执行查对制度**

同时注射多种药物，应检查药物有无配伍禁忌

注射场所空气清洁，符合无菌操作要求

注射前护士必须要修剪指甲、洗手、戴口罩、衣帽整洁 — **严格遵守无菌操作原则**

注射器必须保持无菌

用棉签蘸取 2% 碘酊，以注射为中心向外螺旋式消毒，直径 5cm 以上，待碘酊干后用 75% 乙醇脱碘，范围大于碘酊消毒面积，乙醇干后可注射 — 注射部位皮肤按要求进行消毒

或用 0.5% 碘伏或安尔碘以上法消毒两遍，无需脱碘

注射时一人一套物品 — **严格执行消毒隔离制度，预防交叉感染**

所用物品须按消毒隔离制度处理（对一次性物品应按规定处理），不可随意丢弃

根据药物剂量、黏稠度和刺激性的强弱选择注射器和针头

注射器应完整无损、不漏气，针头锐利、无钩、不弯曲和不生锈 — **选择合适的注射器及针头**

注射器和针头衔接紧密

一次性注射器包装不漏气，在有效时间内使用

规定注射时间临时抽取，即刻注射 — **注射药液现配现用**

以防药物效价降低或污染

注射部位应避开神经、血管处（动、静脉注射除外）

不可在炎症、瘢痕、硬结、皮肤受损处进针 — **选择合适的注射部位**

对需长期注射的病人，应经常更换注射部位

注射前必须排尽注射器内空气，特别是静脉注射，防止气体进入血管形成栓塞，排气时防止药液浪费 — **注射前排尽空气**

静脉注射须见有回血方可注入药物 — **注射前检查回血**

皮下、肌肉注射无回血方可注射

各种注射法分别有不同的进针角度和深度要求 — **掌握合适的进针角度和深度**

进针时不可将针梗全部刺入注射部位，以防不慎断针增加处理的难度

分散患者注意力，取合适体位，使肌肉放松，便于进针

注射时做到"二快一慢"，即进针、拔针快，推药速度缓慢并均匀 — **掌握无痛注射技术**

注射刺激性较强的药物时，应选细长针头、进针要深；同时注射多种药物，一般应先注射刺激性较弱的药物，再注射刺激性强的药物

注射原则

注射前准备
- 用物准备 —— 2% 的碘酊、75% 乙醇或 0.5% 碘伏等皮肤消毒液,无菌棉签、无菌纱布或棉球、注射器、弯盘、启瓶器、静脉注射时备止血带、一次性垫巾等
- 抽吸药液
  - 操作过程中注意要点
    - 注意查对药物
    - 抽吸药液
      - 自安瓿内抽吸药液 —— 抽吸药液:持注射器,将针头斜面向下置入安瓿内的液面下,持活塞柄抽动活塞,抽吸药液
      - 自密封瓶内抽吸药液 —— 注入空气:注射器内吸入与所需药液等量的空气,示指固定针栓,将针头插入瓶内,注入空气
  - 注意事项
    - 严格执行无菌操作原则和查对制度
    - 抽药时不能握住活塞体部,以免污染,排气时不可浪费药液
    - 根据药液性质抽吸药液:混悬液摇匀后立即抽吸;抽吸结晶、粉剂药物时,用无菌生理盐水、注射用水或专用溶媒充分溶解后抽吸;油剂可稍加温或双手对搓药瓶后用稍粗的针头抽吸
    - 药物需现用现配,避免药液污染和效价降低
    - 用尽药液的安瓿或密封瓶不可立即丢弃,以备注射时查对

皮内注射法(ID)
- 定义 —— 将少量药液或生物制品注射于表皮与真皮之间的方法
- 目的 —— 进行药物过敏试验,以观察有无过敏反应;预防接种,如卡介苗;局部麻醉的起始步骤
- 操作
  - 操作前准备 —— 评估病人并解释,病人准备、环境准备、护士准备、用物准备
  - 操作过程中注意要点
    - 抽吸药液,床边核对
    - 定位消毒 —— 选择注射部位,用75%乙醇消毒皮肤,待干
      - 如药物过敏试验常选用前臂掌侧下段;预防接种常选用上臂三角肌下缘;局部麻醉则选择麻醉处
      - 忌用含碘消毒剂消毒;若病人乙醇过敏,可选择 0.9% 生理盐水进行皮肤清洁
    - 进针推药 —— 针头斜面向上,与皮肤呈 5° 进针,待针头斜面完全进入皮内后,注入药液 0.1mL,使局部隆起形成一半球状皮丘,皮肤变白并显露毛孔
    - 拔针观察 —— 做药物过敏试验后,嘱病人勿离开病室或注射室,20min 后观察结果;拔针后勿按揉局部,以免影响结果
    - 加强操作核对 —— 病人床号、姓名、药名、浓度、剂量、给药方法及时间
    - 操作后处理 —— 将过敏试验结果记录在病历上,阳性用红笔标记"+",阴性用蓝笔或黑笔标记"−";协助取舒适体位,清理用物,洗手,记录
- 注意事项
  - 严格执行无菌操作原则和查对制度
  - 做药物过敏试验前,护士应详细询问病人的用药史、过敏史及家族史,如病人对需要注射的药物有过敏史,则不可做皮试
  - 做药物过敏试验消毒皮肤时忌用含碘消毒剂,以免着色影响对局部反应的观察及与碘过敏反应相混淆
  - 做药敏试验前,要备好急救药品,以防发生意外
  - 药物过敏试验结果为阳性,告知病人或家属,不能再用该种药物,并记录在病历上
  - 如皮试结果不能确认或怀疑假阳性时,应做对照试验 —— 更换注射器及针头,在另一前臂相应部位注入 0.1mL 生理盐水,20min 后观察对照反应
- 健康教育
  - 给病人做药物过敏试验后,嘱病人勿离开,20min 后观察结果;同时告知病人如有不适立即通知护士以便及时处理
  - 拔针后嘱咐病人勿按揉局部,以免影响结果的观察

知识拓展
> 无针注射器注射是在进行药物注射时不借助针头,使用高压射流原理,使药液形成较细的液体流,液体药物以超细、高速、直线喷出、高压射流的方式瞬间穿透皮肤到达皮下。世界上第一只无针注射器产品于 1992 年在德国上市,获批专用于注射胰岛素。无针注射作为一种新的注射技术,近些年渐渐应用于临床。无针注射技术的应用被称为"医用注射技术的一次革命"

将少量药液或生物制剂注入皮下组织的方法 — 定义

注入小剂量药物,用于不宜口服给药而需在一定时间内发生药效时,如胰岛素注射 — 目的

预防接种、局部麻醉用药

评估病人并解释,病人准备、环境准备、护士准备、用物准备 — 操作前准备

病人床号、姓名、药名、浓度、剂量、给药方法及时间 — 加强核对(前、中、后)

常选择的注射部位有上臂三角肌下缘、两侧腹壁、后背、大腿前侧、外侧等部位 — 定位消毒

进针角度不宜超过45°,以免刺入肌层

针头斜面向上,与皮肤呈30~40°,将针梗的1/2~2/3快速刺入皮下 — 进针推药

抽动活塞,如无回血,缓慢注射药液

拔针按压至不出血为止

协助取舒适体位,清理用物,洗手,记录 — 操作后处理

操作过程中注意要点

操作

皮下注射法(H)

严格执行无菌操作原则和查对制度;刺激性强的药物不宜用皮下注射

长期皮下注射者,应有计划地经常更换注射部位,防止局部产生硬结 — 注意事项

过于消瘦者,可捏起局部组织,适当减小进针角度

长期自行皮下注射者,应让病人有计划地经常更换注射部位,以促进药物的吸收 — 健康教育

将一定量药液注入肌肉组织的方法 — 定义

从臀裂顶点向左侧或右侧划一水平线

髂嵴最高点作一垂线,将一侧臀部分为四个象限,外上象限避开内角即为注射区 — 十字法

髂前上棘至尾骨作一连线,其外1/3处 — 连线法

臀大肌(最常用)

以示指尖和中指尖分别置于髂前上棘和髂嵴下缘处,在髂嵴、示指、中指之间构成一个三角形区域,其示指和中指构成的内角为注射区

髂前上棘外侧三横指处(以病人的手指宽度为准）

臀中肌、臀小肌

注射定位法

定义及注射定位法

大腿中段外侧,一般成人可取髋关节下10cm至膝关节上10cm,宽约7.5cm,尤适用于2岁以下幼儿 — 股外侧肌

上臂外侧,肩峰下2~3横指处,只作小剂量注射 — 上臂三角肌

用于不宜或不能静脉注射,且要求比皮下注射更快发生疗效时 — 目的

评估病人并解释,病人准备、环境准备、护士准备、用物准备 — 操作前准备

病人床号、姓名、药名、浓度、剂量、给药方法及时间 — 加强核对(前、中、后)

病人上腿伸直,下腿稍弯曲 — 侧卧位

足尖相对,足跟分开,头偏向一侧 — 俯卧位

椅子稍高,便于操作 — 坐位

常用危重不能翻身病人 — 仰卧位

安置体位(根据病情不同采取不同体位)

操作过程中注意要点

操作

肌内注射法(IM)

消毒皮肤后,将针梗的1/2~2/3迅速垂直刺入皮肤

抽动活塞,如无回血,缓慢注射药液

消毒与进针推药

协助取舒适体位,清理用物,洗手,记录 — 操作后处理

严格执行无菌操作原则和查对制度

两种或两种以上药物同时注射时,注意配伍禁忌

2岁以下婴幼儿不宜选用臀大肌注射

注射中针头折断,先稳定病人情绪,并嘱其保持不动,同时尽快用无菌血管钳夹住断端取出,如断端全部埋入肌肉,速请外科医生处理

对需长期注射者,应交替更换注射部位,并选用细长针头,以避免或减少硬结的发生

注意事项

长期多次注射出现局部硬结时,教会病人热敷、理疗等方法 — 健康教育

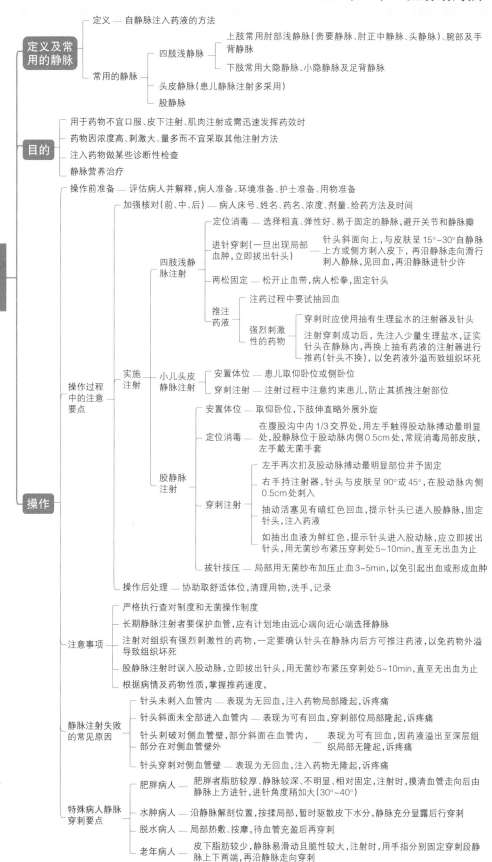

静脉注射法(Ⅳ)

- **定义及常用的静脉**
  - 定义 — 自静脉注入药液的方法
  - 常用的静脉
    - 四肢浅静脉
      - 上肢常用肘部浅静脉(贵要静脉、肘正中静脉、头静脉)、腕部及手背静脉
      - 下肢常用大隐静脉、小隐静脉及足背静脉
    - 头皮静脉(患儿静脉注射多采用)
    - 股静脉

- **目的**
  - 用于药物不宜口服、皮下注射、肌肉注射或需迅速发挥药效时
  - 药物因浓度高、刺激大、量多而不宜采取其他注射方法
  - 注入药物做某些诊断性检查
  - 静脉营养治疗

- **操作**
  - 操作前准备 — 评估病人并解释,病人准备、环境准备、护士准备、用物准备
  - 操作过程中的注意要点
    - 加强核对(前、中、后) — 病人床号、姓名、药名、浓度、剂量、给药方法及时间
    - 实施注射
      - 四肢浅静脉注射
        - 定位消毒 — 选择粗直、弹性好、易于固定的静脉,避开关节和静脉瓣
        - 进针穿刺(一旦出现局部血肿,立即拔出针头) — 针头斜面向上,与皮肤呈15°~30°自静脉上方或侧方刺入皮下,再沿静脉走向滑行刺入静脉,见回血,再沿静脉进针少许
        - 两松固定 — 松开止血带,病人松拳,固定针头
        - 推注药液
          - 注药过程中要试抽回血
          - 强烈刺激性的药物
            - 穿刺时应使用抽有生理盐水的注射器及针头
            - 注射穿刺成功后,先注入少量生理盐水,证实针头在静脉内,再换上抽有药液的注射器进行推药(针头不换),以免药液外溢而致组织坏死
      - 小儿头皮静脉注射
        - 安置体位 — 患儿取仰卧位或侧卧位
        - 穿刺注射 — 注射过程中注意约束患儿,防止其抓拽注射部位
      - 股静脉注射
        - 安置体位 — 取仰卧位,下肢伸直略外展外旋
        - 定位消毒 — 在腹股沟中内1/3交界处,用左手触得股动脉搏动最明显处,股静脉位于股动脉内侧0.5cm处,常规消毒局部皮肤,左手戴无菌手套
        - 穿刺注射
          - 左手再次扪及股动脉搏动最明显部位并予固定
          - 右手持注射器,针头与皮肤呈90°或45°,在股动脉内侧0.5cm处刺入
          - 抽动活塞见有暗红色回血,提示针头已进入股静脉,固定针头,注入药液
          - 如抽出血液为鲜红色,提示针头进入股动脉,应立即拔出针头,用无菌纱布紧压穿刺处5~10min,直至无出血为止
        - 拔针按压 — 局部用无菌纱布加压止血3~5min,以免引起出血或形成血肿
    - 操作后处理 — 协助取舒适体位,清理用物,洗手,记录
  - 注意事项
    - 严格执行查对制度和无菌操作制度
    - 长期静脉注射者要保护血管,应有计划地由远心端向近心端选择静脉
    - 注射对组织有强烈刺激性的药物,一定要确认针头在静脉内后方可推注药液,以免药物外溢导致组织坏死
    - 股静脉注射时误入股动脉,立即拔出针头,用无菌纱布紧压穿刺处5~10min,直至无出血为止
    - 根据病情及药物性质,掌握推药速度,
  - 静脉注射失败的常见原因
    - 针头未刺入血管内 — 表现为无回血,注入药物局部隆起,诉疼痛
    - 针头斜面未全部进入血管内 — 表现为可有回血,穿刺部位局部隆起,诉疼痛
    - 针头刺破对侧血管壁,部分斜面在血管内,部分在对侧血管壁外 — 表现为可有回血,因药液溢出至深层组织局部无隆起,诉疼痛
    - 针头穿刺对侧血管壁 — 表现为无回血,注入药物无隆起,诉疼痛
  - 特殊病人静脉穿刺要点
    - 肥胖病人 — 肥胖者脂肪较厚,静脉较深、不明显、相对固定,注射时,摸清血管走向后由静脉上方进针,进针角度稍加大(30°~40°)
    - 水肿病人 — 沿静脉解剖位置,按揉局部,暂时驱散皮下水分,静脉充分显露后行穿刺
    - 脱水病人 — 局部热敷、按摩,待血管充盈后再穿刺
    - 老年病人 — 皮下脂肪较少,静脉易滑动且脆性较大,注射时,用手指分别固定穿刺段静脉上下两端,再沿静脉走向穿刺

雾化吸入法:是应用雾化装置将药液分散成细小的雾滴,经鼻或口吸入呼吸道,达到预防和治疗疾病的目的 —— **定义**

是应用超声波能将药液变成细微的气雾,再由呼吸道吸入,以预防和治疗呼吸道疾病的方法 —— **定义**

雾量大小可调节;雾滴小而均匀(直径小于5μm)

对雾化液有加温作用 —— 病人感觉舒适　　**特点**

药液可被吸入到终末细支气管和肺泡 —— 治疗效果好

常用于呼吸道湿化不足等病人,也可作为气管切开术后常规治疗手段 —— 湿化气道

常用于咽喉炎等病人,消除炎症,控制呼吸道感染 —— 控制感染　　**目的**

常用于支气管哮喘等病人,解除支气管痉挛,保持呼吸道畅通 —— 改善通气

减轻呼吸道黏膜水肿,稀释痰液,帮助祛痰 —— 祛痰止咳

评估病人的病情、用药史、过敏史;意识状态、肢体活动能力、对药的认
知及合作程度;呼吸道是否通畅、面部及口腔黏膜有无感染、溃疡等 —— 评估病人并解释

解释目的、方法、注意事项及配合要点

病人准备,环境准备,护士准备 —— 操作前准备

超声波雾化吸入器一套,水温计、弯盘、冷蒸馏水、生理盐水

常用庆大霉素等药物 —— 抗生素(控制呼吸道感染)　　用物准备

常用氨茶碱等药物 —— 平喘药(解除支气管痉挛)　　药液

常用阿尔法-糜蛋白酶等药物 —— 祛痰药(稀释痰液,帮助祛痰)

常用地塞米松等药物 —— 糖皮质激素(减轻呼吸道黏膜水肿)

雾化器各部件是否完好 —— 检查

加冷蒸馏水于水槽内,水槽和雾化罐切忌加温水或热水,水槽内无水时,不可开机 —— 加水

将药液用生理盐水稀释至30~50mL倒入雾化罐内,检查无漏水后,将雾化罐
放入水槽,盖紧水槽盖 —— 加药　　**操作**

核对,安置体位

先开电源开关,再开雾化开关

大档雾量3L/mim

中档雾量2L/min —— 调节雾量

小档雾量1L/min —— 开始雾化　　操作过程中注意要点

一般每次15~20min

指导病人做闭口深呼吸,直至药液吸完为止 —— 雾化吸入

病人床号、姓名、药名、浓度、剂量、给药方法及时间 —— 再次核对

连续使用雾化器时,中间需间隔30min —— 先关雾化开关,再关电源开关 —— 结束雾化

将口含嘴、雾化罐、螺纹管浸泡于消毒液内1h,再洗净晾干备用 —— 操作后处理

整理床单位,清理用物,洗手,记录

超声波雾化吸入法

护士熟悉雾化器性能,水槽应保持足够水量,水温不宜超过50℃

在操作及清洗雾化器过程中,动作要轻,防止损坏

观察病人痰液排出是否困难,若因黏稠的分泌物经湿化后膨胀致痰液不易咳出时,应予以拍背协
助痰液排出,必要时吸痰　　**注意事项**

治疗过程中需加药液时,不必关机,直接从盖上小孔内添加即可;若要加水入水槽,必须关机操作

教给病人深呼吸的方法及用深呼吸配合雾化的方法 —— **健康教育**

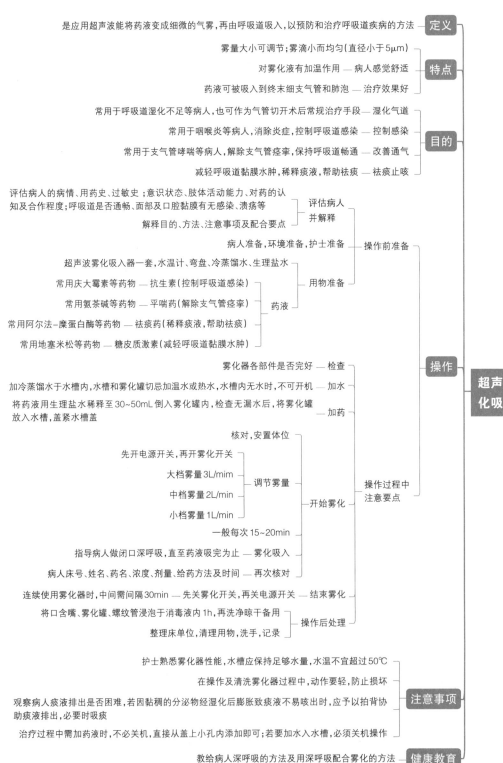

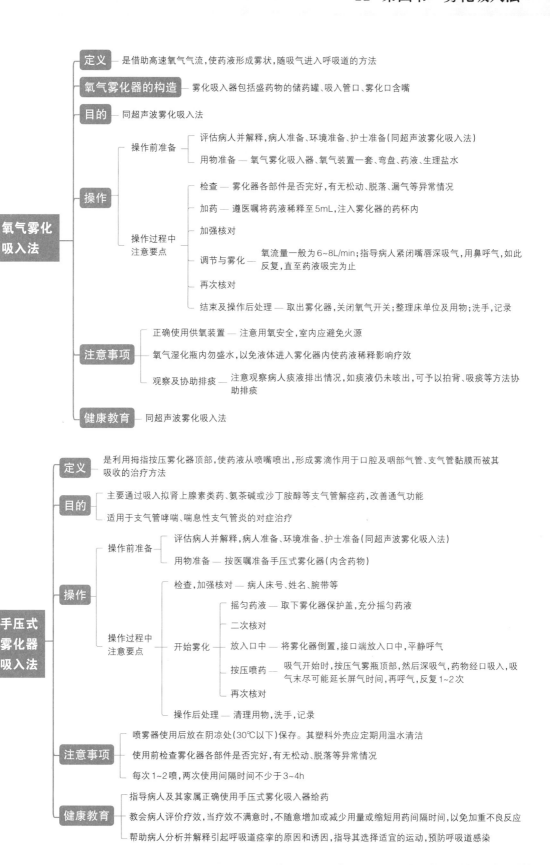

氧气雾化吸入法

- 定义 — 是借助高速氧气气流,使药液形成雾状,随吸气进入呼吸道的方法
- 氧气雾化器的构造 — 雾化吸入器包括盛药物的储药罐、吸入管口、雾化口含嘴
- 目的 — 同超声波雾化吸入法
- 操作
  - 操作前准备
    - 评估病人并解释,病人准备、环境准备、护士准备(同超声波雾化吸入法)
    - 用物准备 — 氧气雾化吸入器、氧气装置一套、弯盘、药液、生理盐水
  - 操作过程中注意要点
    - 检查 — 雾化器各部件是否完好,有无松动、脱落、漏气等异常情况
    - 加药 — 遵医嘱将药液稀释至5mL,注入雾化器的药杯内
    - 加强核对
    - 调节与雾化 — 氧流量一般为6~8L/min;指导病人紧闭嘴唇深吸气,用鼻呼气,如此反复,直至药液吸完为止
    - 再次核对
    - 结束及操作后处理 — 取出雾化器,关闭氧气开关;整理床单位及用物;洗手,记录
- 注意事项
  - 正确使用供氧装置 — 注意用氧安全,室内应避免火源
  - 氧气湿化瓶内勿盛水,以免液体进入雾化器内使药液稀释影响疗效
  - 观察及协助排痰 — 注意观察病人痰液排出情况,如痰液仍未咳出,可予以拍背、吸痰等方法协助排痰
- 健康教育 — 同超声波雾化吸入法

手压式雾化器吸入法

- 定义 — 是利用拇指按压雾化器顶部,使药液从喷嘴喷出,形成雾滴作用于口腔及咽部气管、支气管黏膜而被其吸收的治疗方法
- 目的
  - 主要通过吸入拟肾上腺素类药、氨茶碱或沙丁胺醇等支气管解痉药,改善通气功能
  - 适用于支气管哮喘、喘息性支气管炎的对症治疗
- 操作
  - 操作前准备
    - 评估病人并解释,病人准备、环境准备、护士准备(同超声波雾化吸入法)
    - 用物准备 — 按医嘱准备手压式雾化器(内含药物)
  - 操作过程中注意要点
    - 检查,加强核对 — 病人床号、姓名、腕带等
    - 开始雾化
      - 摇匀药液 — 取下雾化器保护盖,充分摇匀药液
      - 二次核对
      - 放入口中 — 将雾化器倒置,接口端放入口中,平静呼气
      - 按压喷药 — 吸气开始时,按压干雾瓶顶部,然后深吸气,药物经口吸入,吸气末尽可能延长屏气时间,再呼气,反复1~2次
      - 再次核对
    - 操作后处理 — 清理用物,洗手,记录
- 注意事项
  - 喷雾器使用后放在阴凉处(30℃以下)保存。其塑料外壳应定期用温水清洁
  - 使用前检查雾化器各部件是否完好,有无松动、脱落等异常情况
  - 每次1~2喷,两次使用间隔时间不少于3~4h
- 健康教育
  - 指导病人及其家属正确使用手压式雾化吸入器给药
  - 教会病人评价疗效,当疗效不满意时,不随意增加或减少用量或缩短用药间隔时间,以免加重不良反应
  - 帮助病人分析并解释引起呼吸道痉挛的原因和诱因,指导其选择适宜的运动,预防呼吸道感染

通过青霉素过敏试验,确定病人对青霉素是否过敏,以作为临床应用青霉素治疗的依据 —— 目的

病人用药史、过敏史及家族过敏史,如有青霉素过敏应停止试验,有其他药物过敏史或变态反应疾病史者应慎用 ── 评估

病情、治疗情况、用药情况

了解过敏试验的目的、方法、注意事项及配合要点,病人空腹时不宜进行皮试 ── 病人准备 ── 操作前准备

注射盘、1mL注射器、2~5mL注射器、4~5号针头、6~7号针头、青霉素药液(青霉素G80万单位/瓶)、生理盐水 ── 用物准备

0.1%盐酸肾上腺素,急救小车(备常用抢救药物),氧气,吸痰器等 ── 抢救用物与用品

青霉素钠	加0.9%氯化钠溶液/mL	每mL药液青霉素钠含量/U·mL⁻¹	要点与说明
80万U	4	20万	用5mL注射器,6~7号针头
0.2mL上液	0.8	4万	以下用1mL注射器,6~7号针头
0.1mL上液	0.9	4000	每次配制时均需将溶液摇匀
0.1mL上液	0.9	400	配制完毕换接4¹⸍²号针头,妥善放置

于病人前臂掌侧下段皮内注射青霉素皮试溶液0.1mL(含青霉素20~50U)

注射后观察20min,20min后判断并记录试验结果 ── 试验方法

结果	局部皮丘反应	全身结果
阴性	大小无改变,周围无红肿,无红晕	无自觉症状,无不适表现
阳性	皮丘隆起增大,出现红晕,直径大于1cm,周围有伪足伴局部痒感	可有头晕、心慌、恶心,甚至发生过敏性休克

── 试验结果判断

── 试验液的配制 ── 操作过程中注意要点 ── 操作 ── 青霉素过敏试验法

过敏试验前详细询问病人用药史、药物过敏史及家族过敏史

初次用药须停药3天后再用,以及在应用中更换批号时,均须按常规做过敏试验

皮肤试验液必须现配现用,浓度与剂量必须准确

首次注射后须观察30min,注意病人反应和主诉,做好急救准备工作

皮试结果为阳性者不可使用青霉素,并在体温单、医嘱单、病历、床头卡醒目注明,同时将结果告知病人及家属

如对皮试结果有怀疑,应做对照试验。方法:在对侧前臂相应部位注入0.1mL生理盐水

── 注意事项

青霉素过敏试验及过敏反应的处理

Ⅰ型变态反应,发生率约为(5~10)/纪,特点反应迅速、强烈、消退亦快

胸闷、气促、哮喘与呼吸困难,伴濒死感 —— 呼吸道阻塞症状

面色苍白,出冷汗、发绀,脉搏细弱,血压下降 —— 循环衰竭症状

面部及四肢麻木,意识丧失,抽搐或大小便失禁等 —— 中枢神经系统症状

荨麻疹,恶心、呕吐、腹痛与腹泻等 —— 其他过敏反应表现

── 临床表现

立即停药,协助病人平躺,报告医生,就地抢救

立即皮下注射0.1%盐酸肾上腺素1mL,小儿剂量酌减;症状如不缓解,每隔半小时皮下或静脉注射该药0.5mL,直至脱离危险;盐酸肾上腺素是抢救过敏性休克的首选药物

给予氧气吸入,呼吸抑制时,进行人工呼吸,并肌内注射尼可刹米、洛贝林等呼吸兴奋剂;喉头水肿导致窒息时,应尽快施行气管切开

遵医嘱静脉注射地塞米松5~10mg;氢化可的松琥珀酸钠200~400mg加入5%~10%葡萄糖溶液500mL内静脉滴注;肌内注射盐酸异丙嗪25~50mg或苯海拉明40mg

静脉注射10%葡萄糖溶液或平衡溶液扩充血容量。如血压仍不回升,可按医嘱加入多巴胺或去甲肾上腺素静脉滴注

若呼吸、心搏骤停,立即进行复苏抢救,如施行体外心脏按压,气管内插管或人工呼吸等

密切观察病情,记录病人生命体征、神志和尿量等;不断评价治疗与护理的效果,为进一步处置提供依据

── 急救措施 ── 青霉素过敏性休克及其处理

头孢菌素类药物过敏试验法

方法(先锋霉素Ⅳ皮肤试验液的配制)

先锋霉素Ⅳ	加0.9%氯化钠溶液/mL	每mL药液先锋霉素Ⅵ含量	要点与说明
0.5g	2	250mg	用2~5mL注射器,6~7号针头
取上液0.2mL	0.8	50mg	换用1mL注射器
取上液0.1mL	0.9	5mg	每次配制时均需将溶液摇匀
取上液0.1mL	0.9	500μg	配制完毕换接4½号针头,妥善放置

注意事项
- 过敏试验前详细询问病人用药史、药物过敏史及家族过敏史
- 初次用药停药3天后再用,以及更换批号时,均须常规做过敏试验
- 试验液必须现配现用,浓度与剂量必须准确
- 首次注射后须观察30min,注意病人反应和主诉,做好急救准备工作
- 皮肤试验结果为阳性者不可使用头孢菌素类药物,应及时报告医生,并在体温单、医嘱单、病历、床头卡和注射本上注明,同时将结果告知病人及家属

破伤风抗毒素(TAT)过敏试验与脱敏注射法

TAT过敏试验
- 试验液配制 — 每毫升生理盐水含150IU TAT;每支(1mL)含TAT1500IU,从原液中抽取0.1mL加生理盐水至1mL
- 试验方法 — 在前臂掌侧下段皮内注射0.1mL皮试液,每0.1mL含有15IU
- 结果判断(20min后)
  - 阴性 — 局部皮丘无改变,无红肿,全身无症状
  - 阳性 — 局部皮丘红肿、硬结,直径大于1.5cm,红晕超过4cm,有时有伪足、痒感,严重时出现休克

TAT脱敏注射法
- 脱敏注射法是将所需要的TAT剂量分次少量注入体内
- 每次隔20min肌内注射
  - 第1次 — 0.1mLTAT+生理盐水0.9mL
  - 第2次 — 0.2mLTAT+生理盐水0.8mL
  - 第3次 — 0.3mLTAT+生理盐水至0.7mL
  - 第4次 — 余量TAT+生理盐水稀释至1mL
- 观察
  - 如发现病人有面容苍白、发绀、荨麻疹及头晕、心跳不适等或过敏性休克时,应立即停止注射并配合医生进行抢救
  - 如过敏反应轻微,可待症状消退后,酌情将剂量减少,注射次数增加

普鲁卡因过敏试验
- 试验方法 — 皮内注射0.25%普鲁卡因溶液0.1mL,20min后观察试验结果并记录
- 结果的判断和过敏反应的处理 — 同青霉素过敏试验及过敏反应的处理

碘过敏试验
- 过敏试验方法
  - 口服法 — 口服5%~10%碘化钾5mL,每日3次,共3天,观察结果
  - 皮内注射法 — 注射碘造影剂0.1mL,20min后观察结果
  - 静脉注射法 — 静脉注射碘造影剂(30%泛影葡胺)1mL,5~10min后观察结果
- 结果判断
  - 口服法 — 有口麻、头晕、心慌、恶心、呕吐、流泪、流涕、荨麻疹等症状为阳性
  - 皮内注射 — 局部有硬块、红肿、直径超过1cm为阳性
  - 静脉注射 — 有血压、脉搏、呼吸和面色等改变为阳性
- 过敏反应的处理同青霉素过敏反应处理

链霉素过敏试验及过敏反应的处理

链霉素过敏试验法

链霉素	加0.9%氯化钠溶液/mL	每mL药液链霉素含量/U·mL⁻¹	要点与说明
100万U	3.5mL	25万	用5mL注射器,6~7号针头
0.1mL上液	0.9	2.5万	换用1mL注射器
0.1mL上液	0.9	2500	每次配制时均需将溶液摇匀,配制完毕换接4½号针头,妥善放置

- 试验方法 — 取上述皮试液0.1mL(含链霉素250U)作为皮内注射,注射后观察20min判断皮试结果,其结果判断标准与青霉素相同

链霉素过敏反应的临床表现及处理
- 临床表现 — 与青霉素大致相同;轻者为发热、皮疹、荨麻疹,重者可致过敏性休克
- 处理
  - 若病人有抽搐,可用10%葡萄糖酸钙或5%氯化钙,静脉缓慢推注,小儿酌情减量
  - 若病人有肌肉无力、呼吸困难,宜用新斯的明皮下注射或静脉注射
  - 一旦发生过敏性休克,救治措施与青霉素过敏性休克基本相同

滴眼药法、滴耳药法、滴鼻药法 ── **滴药法**

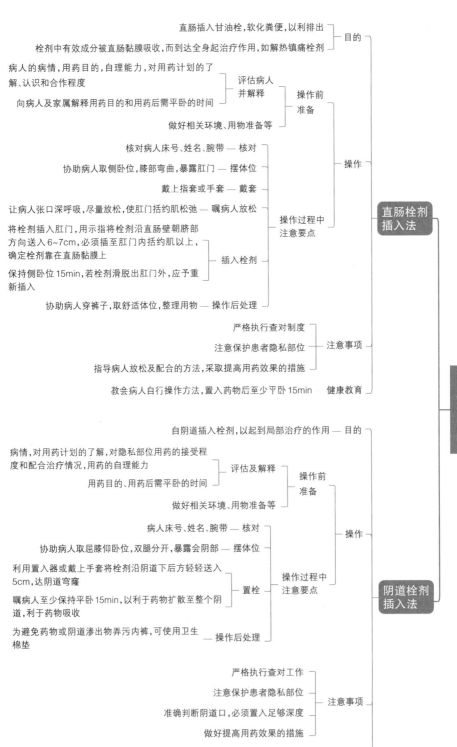

直肠插入甘油栓,软化粪便,以利排出 ┐
　　　　　　　　　　　　　　　　　├ 目的
栓剂中有效成分被直肠黏膜吸收,而到达全身起治疗作用,如解热镇痛栓剂 ┘

病人的病情,用药目的,自理能力,对用药计划的了解、认识和合作程度 ┐
　　　　　　　　　　　　　　　　　　　├ 评估病人并解释 ┐
向病人及家属解释用药目的和用药后需平卧的时间 ┘　　　　　├ 操作前准备
做好相关环境、用物准备等 ─────────────────────┘

核对病人床号、姓名、腕带 ── 核对 ┐
协助病人取侧卧位,膝部弯曲,暴露肛门 ── 摆体位
戴上指套或手套 ── 戴套
让病人张口深呼吸,尽量放松,使肛门括约肌松弛 ── 嘱病人放松 ├ 操作过程中注意要点 ┐
将栓剂插入肛门,用示指将栓剂沿直肠壁朝脐部方向送入 6~7cm,必须插至肛门内括约肌以上,确定栓剂靠在直肠黏膜上 ┐├ 插入栓剂 ┘
保持侧卧位 15min,若栓剂滑脱出肛门外,应予重新插入 ┘
协助病人穿裤子,取舒适体位,整理用物 ── 操作后处理 ┘ ├ 操作 ┐

严格执行查对制度 ┐
注意保护患者隐私部位 ├ 注意事项
指导病人放松及配合的方法,采取提高用药效果的措施 ┘
教会病人自行操作方法,置入药物后至少平卧 15min ── 健康教育

├ **直肠栓剂插入法**

自阴道插入栓剂,以起到局部治疗的作用 ── 目的

病情,对用药计划的了解,对隐私部位用药的接受程度和配合治疗情况,用药的自理能力 ┐
　　　　　　　　　　　　　　　├ 评估及解释 ┐
用药目的、用药后需平卧的时间 ┘　　　　　├ 操作前准备
做好相关环境、用物准备等 ───────────┘

病人床号、姓名、腕带 ── 核对 ┐
协助病人取屈膝仰卧位,双腿分开,暴露会阴部 ── 摆体位
利用置入器或戴上手套将栓剂沿阴道下后方轻轻送入 5cm,达阴道穹窿 ┐├ 操作过程中注意要点 ├ 操作
嘱病人至少保持平卧 15min,以利于药物扩散至整个阴道,利于药物吸收 ├ 置栓
为避免药物或阴道渗出物弄污内裤,可使用卫生棉垫 ┘── 操作后处理 ┘

严格执行查对工作 ┐
注意保护患者隐私部位 ├ 注意事项
准确判断阴道口,必须置入足够深度
做好提高用药效果的措施 ┘
治疗期间避免性生活,教会病人自行操作的方法 ── 健康教育

├ **阴道栓剂插入法**

┤ **插入法(常用药物为栓剂,熔点为 37℃左右)**

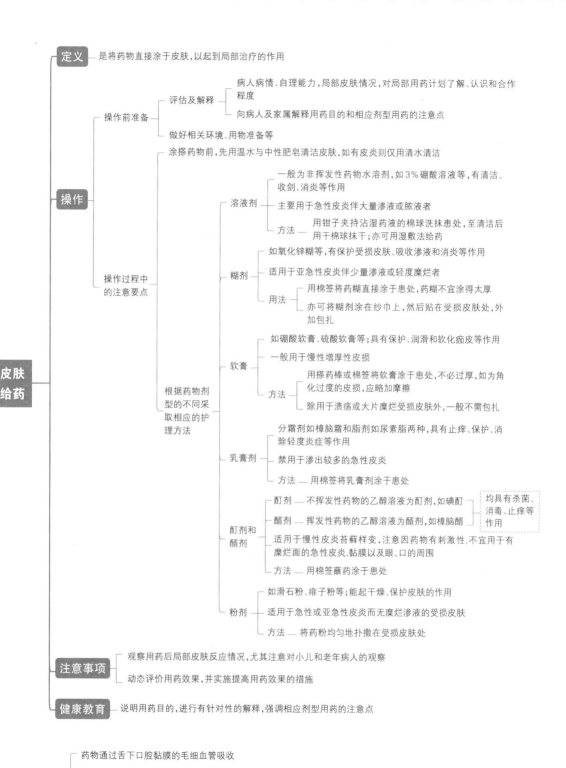

皮肤给药

- 定义 — 是将药物直接涂于皮肤,以起到局部治疗的作用
- 操作
  - 操作前准备
    - 评估及解释
      - 病人病情、自理能力,局部皮肤情况,对局部用药计划了解、认识和合作程度
      - 向病人及家属解释用药目的和相应剂型用药的注意点
    - 做好相关环境、用物准备等
  - 操作过程中的注意要点
    - 涂搽药物前,先用温水与中性肥皂清洁皮肤,如有皮炎则仅用清水清洁
    - 根据药物剂型的不同采取相应的护理方法
      - 溶液剂
        - 一般为非挥发性药物水溶剂,如3%硼酸溶液等,有清洁、收剑、消炎等作用
        - 主要用于急性皮炎伴大量渗液或脓液者
        - 方法 — 用钳子夹持沾湿药液的棉球洗抹患处,至清洁后用干棉球抹干;亦可用湿敷法给药
      - 糊剂
        - 如氧化锌糊等,有保护受损皮肤、吸收渗液和消炎等作用
        - 适用于亚急性皮炎伴少量渗液或轻度糜烂者
        - 用法
          - 用棉签将药糊直接涂于患处,药糊不宜涂得太厚
          - 亦可将糊剂涂在纱巾上,然后贴在受损皮肤处,外加包扎
      - 软膏
        - 如硼酸软膏、硫酸软膏等;具有保护、润滑和软化痂皮等作用
        - 一般用于慢性增厚性皮损
        - 方法
          - 用搽药棒或棉签将软膏涂于患处,不必过厚,如为角化过度的皮损,应略加摩擦
          - 除用于溃疡或大片糜烂受损皮肤外,一般不需包扎
      - 乳膏剂
        - 分霜剂如樟脑霜和脂剂如尿素脂两种,具有止痒、保护、消除轻度炎症等作用
        - 禁用于渗出较多的急性皮炎
        - 方法 — 用棉签将乳膏剂涂于患处
      - 酊剂和醑剂
        - 酊剂 — 不挥发性药物的乙醇溶液为酊剂,如碘酊 ┐ 均具有杀菌、消毒、止痒等作用
        - 醑剂 — 挥发性药物的乙醇溶液为醑剂,如樟脑醑 ┘
        - 适用于慢性皮炎苔藓样变,注意因药物有刺激性,不宜用于有糜烂面的急性皮炎,黏膜以及眼、口的周围
        - 方法 — 用棉签蘸药涂于患处
      - 粉剂
        - 如滑石粉、痱子粉等;能起干燥、保护皮肤的作用
        - 适用于急性或亚急性皮炎而无糜烂渗液的受损皮肤
        - 方法 — 将药粉均匀地扑撒在受损皮肤处
- 注意事项
  - 观察用药后局部皮肤反应情况,尤其注意对小儿和老年病人的观察
  - 动态评价用药效果,并实施提高用药效果的措施
- 健康教育 — 说明用药目的,进行有针对性的解释,强调相应剂型用药的注意点

舌下用药

- 药物通过舌下口腔黏膜的毛细血管吸收
- 可避免胃肠刺激、吸收不全和首过消除作用,生效快
- 硝酸甘油剂舌下含服一般2~5min即可发挥作用

本章扫码做题

静脉输液:是将大量无菌溶液或药物直接输入静脉的治疗方法 — **定义**

利用大气压和液体静压形成的输液系统内压高于人体静脉压的原理将液体输入静脉内 — 原理

补充水分及电解质,预防和纠正水、电解质及酸碱平衡紊乱

增加循环血量,改善微循环,维持血压及微循环灌注量 — 目的

供给营养物质,促进组织修复,增加体重,维持正氮平衡

输入药物,治疗疾病

原理及目的

分子量小,在血管内存留时间短,对维持细胞内外水分的相对平衡具有重要作用,可有效纠正体液及电解质平衡失调 — 特点

补充水分和热量,减少蛋白质消耗,防止酮体产生,促进钠(钾)离子进入细胞内

每克葡萄糖在体内氧化产生 16.480J(4cal)热量,临床常用的有 5% 和 10% 葡萄糖溶液 — 葡萄糖溶液

补充水分和电解质,维持体液和渗透压平衡

临床常用的有 0.9% 氯化钠溶液、复方氯化钠溶液、5% 葡萄糖氯化钠溶液 — 等渗电解质溶液

调节酸碱平衡失调,纠正酸中毒

碳酸氢钠溶液(浓度有 5% 和 1.4%)、乳酸钠溶液(浓度有 11.2% 和 1.84%) — 碱性溶液

利尿脱水,短时间内提高血浆渗透压,降低颅内压

临床常用的有 20% 甘露醇、25%~50% 葡萄糖溶液、25% 山梨醇 — 高渗溶液

晶体溶液 — 常用晶体溶液

分子量大,在血管内存留时间长,能有效维持血浆胶体渗透压,增加血容量,改善微循环,提高血压 — 特点

提高血浆胶体渗透压和扩充血容量 — 中分子右旋糖酐

降低血液黏稠度,减少红细胞聚集,改善血液循环和组织灌注量 — 低分子右旋糖酐 — 右旋糖酐溶液

扩容效果良好,可使循环血量和心输出量显著增加

羟乙基淀粉(706代血浆)、明胶多肽注射液、聚乙烯吡咯酮等 — 代血浆

提高胶体渗透压、扩容、补充蛋白质、抗体和提高机体免疫力

常用的有 5% 白蛋白和血浆蛋白等 — 血液制品

胶体溶液 — 常用胶体溶液

常用溶液及作用

提供热量,补充蛋白质,维持正氮平衡,补充各种维生素及矿物质

临床常用的有氨基酸、脂肪乳、维生素、矿物质、高浓度葡萄糖或右旋糖酐等

静脉高营养液

先晶后胶、先盐后糖、宁酸勿碱 — 输液原则

不宜过浓(不超过 40mmol/L)、不宜过快(不超过 20~40mmol/h)

不宜过多(限制补钾总量):根据血清钾水平,补氯化钾量 60~80mmol/d(约 4.5~6g/d) — 四不宜原则

不宜过早(见尿补钾):一般尿量超过 40mL/h 或 500mL/d 方可补钾

成人输液时首选部位:手背静脉网 — 上肢常用

肘正中静脉、头静脉、贵要静脉,可以采集血标本、静脉推注药液或 PICC 的穿刺部位

大隐静脉、小隐静脉、足背静脉网 — 下肢常用

周围浅静脉 — **常用输液部位**

(续)常用输液部位
- 头皮静脉 — 常用于小儿的静脉输液,较大的有颞浅静脉、额静脉、枕静脉和耳后静脉
- 锁骨下和颈外静脉 — 常用于中心静脉置管 — 持续输液或需要静脉高营养病人多选此部位
- 选择穿刺部位时注意 — 避开皮肤感染、硬结,禁止使用血液透析导管或瘘管的端口,从远心端逐渐向近心端使用

常用静脉输液法

密闭式周围静脉输液法
- 目的 — 同"静脉输液的目的"
- 操作
  - 操作前准备
    - 评估病人并解释:病人的年龄、病情、意识状态及营养状况等
    - 病人、用物准备等
  - 操作过程中注意要点
    - 注意加强核对,避免差错;24h持续输液,每日更换输液器
    - 滴速 — 通常成人40~60gtt/min,儿童20~40gtt/min
- 注意事项
  - 严格执行无菌操作及查对制度,预防感染及差错事故的发生
  - 根据病情需要合理安排输液顺序,并根据治疗原则,按急、缓及药物半衰期等情况合理分配药物
  - 长期输液者,要注意保护和合理使用静脉,一般从远端小静脉开始穿刺(抢救时可例外)
  - 输液前要排尽输液管及针头内的空气,及时更换输液瓶或拔针,严防空气栓塞
  - 注意药物的配伍禁忌,对于刺激性或特殊药物,应先确认针头在静脉内后再输入
  - 严格掌握输液的速度,根据疾病、年龄、药物特性适当减慢或加快输液速度
  - 加强巡视注意观察
    - 滴入是否通畅,针头或输液管有无漏液,针头有无脱出、阻塞或移位,输液管有无扭曲、受压
    - 有无溶液外溢,注射局部有无肿胀或疼痛
    - 密切观察病人有无输液反应,如有不良反应,应立即减慢或停止输液,并通知医生,及时处理
  - 严格掌握静脉留置针留置时间 — 一般可以保留3~5d,最好不超过7d
- 健康教育
  - 嘱病人不可自行随意调节输液滴速;一旦出现输液反应的表现,应及时使用呼叫器
  - 护士应做好病人的心理护理,消除其焦虑和厌烦情绪

密闭式中心静脉输液法 — 包括颈外静脉、锁骨下静脉、外周静脉置入中心静脉导管(PICC)输液法

输液速度及时间计算
- 输液时间(h) — 输液时间(h)=(液体总量mL×点滴系数)÷(每分钟滴数×60min)
- 每分钟滴数 — 每分钟滴数=(液体总量mL×点滴系数)÷输液时间(min)

常见输液故障及排除方法
- 溶液不滴
  - 针头滑出血管外 — 液体注入皮下组织,局部肿胀并有疼痛 — 将针头拔出,重新穿刺
  - 针头斜面紧贴血管壁 — 妨碍液体顺利输入 — 调整针头位置或变换肢体位置
  - 针头阻塞 — 更换针头,重新穿刺;切忌强行挤压导管或用溶液冲注针头,以免凝血块进入静脉造成栓塞
  - 压力过低 — 适当抬高输液瓶或放低肢体位置
  - 静脉痉挛 — 局部热敷
- 茂菲滴管液面过高 — 可以将输液瓶(袋)从输液架上取下,倾斜液体面,使输液管插入瓶(袋)内的针头露出液面上;用手挤压输液管上端,瓶(袋)内空气即进入输液管内,使液体流下,露出液面,再挂于输液架上
- 茂菲滴管内液面过低 — 可用左手捏紧茂菲滴管下端的输液管,右手轻轻挤压茂菲滴管上端的输液管,待液体进入茂菲滴管内后,松开左手即可
- 输液过程中,茂菲滴管内液面自行下降 — 应检查滴管上端输液管与滴管的衔接是否松动,滴管有无漏气或裂隙,必要时更换输液器

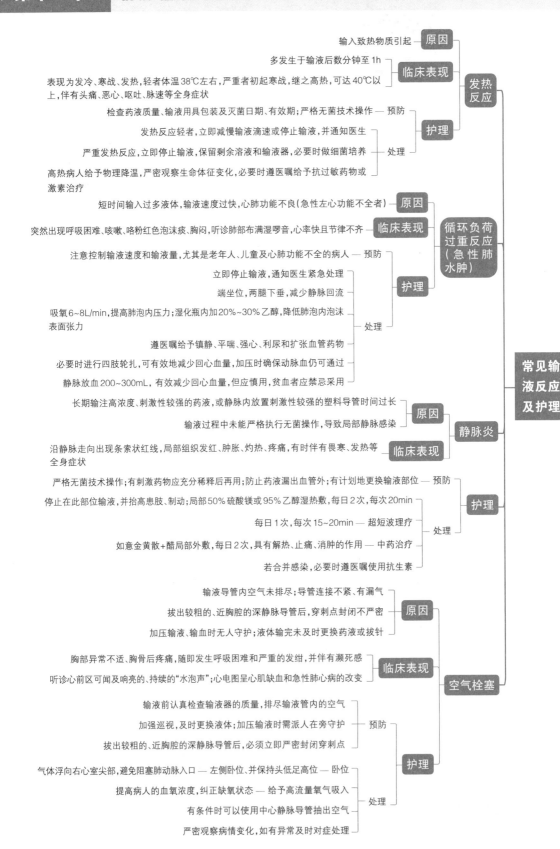

常见输液反应及护理

发热反应
- 原因：输入致热物质引起
- 临床表现：多发生于输液后数分钟至1h
  - 表现为发冷、寒战、发热，轻者体温38℃左右，严重者初起寒战，继之高热，可达40℃以上，伴有头痛、恶心、呕吐、脉速等全身症状
- 护理
  - 预防：检查药液质量、输液用具包装及灭菌日期、有效期；严格无菌技术操作
  - 处理
    - 发热反应轻者，立即减慢输液滴速或停止输液，并通知医生
    - 严重发热反应，立即停止输液，保留剩余溶液和输液器，必要时做细菌培养
    - 高热病人给予物理降温，严密观察生命体征变化，必要时遵医嘱给予抗过敏药物或激素治疗

循环负荷过重反应（急性肺水肿）
- 原因：短时间输入过多液体，输液速度过快，心肺功能不良（急性左心功能不全者）
- 临床表现：突然出现呼吸困难、咳嗽、咯粉红色泡沫痰、胸闷，听诊肺部布满湿啰音，心率快且节律不齐
- 护理
  - 预防：注意控制输液速度和输液量，尤其是老年人、儿童及心肺功能不全的病人
  - 处理
    - 立即停止输液，通知医生紧急处理
    - 端坐位，两腿下垂，减少静脉回流
    - 吸氧6~8L/min，提高肺泡内压力；湿化瓶内加20%~30%乙醇，降低肺泡内泡沫表面张力
    - 遵医嘱给予镇静、平喘、强心、利尿和扩张血管药物
    - 必要时进行四肢轮扎，可有效地减少回心血量，加压时应确保动脉血仍可通过
    - 静脉放血200~300mL，有效减少回心血量，但应慎用，贫血者应禁忌采用

静脉炎
- 原因
  - 长期输注高浓度、刺激性较强的药液，或静脉内放置刺激性较强的塑料导管时间过长
  - 输液过程中未能严格执行无菌操作，导致局部静脉感染
- 临床表现：沿静脉走向出现条索状红线，局部组织发红、肿胀、灼热、疼痛，有时伴有畏寒、发热等全身症状
- 护理
  - 预防：严格无菌技术操作；有刺激药物应充分稀释后再用；防止药液漏出血管外；有计划地更换输液部位
  - 处理
    - 停止在此部位输液，并抬高患肢、制动；局部50%硫酸镁或95%乙醇湿热敷，每日2次，每次20min
    - 超短波理疗——每日1次，每次15~20min
    - 中药治疗——如意金黄散+醋局部外敷，每日2次，具有解热、止痛、消肿的作用
    - 若合并感染，必要时遵医嘱使用抗生素

空气栓塞
- 原因
  - 输液导管内空气未排尽；导管连接不紧、有漏气
  - 拔出较粗的、近胸腔的深静脉导管后，穿刺点封闭不严密
  - 加压输液、输血时无人守护；液体输完未及时更换药液或拔针
- 临床表现
  - 胸部异常不适、胸骨后疼痛，随即发生呼吸困难和严重的发绀，并伴有濒死感
  - 听诊心前区可闻及响亮的、持续的"水泡声"；心电图呈心肌缺血和急性肺心病的改变
- 护理
  - 预防
    - 输液前认真检查输液器的质量，排尽输液管内的空气
    - 加强巡视，及时更换液体；加压输液时需派人在旁守护
    - 拔出较粗的、近胸腔的深静脉导管后，必须立即严密封闭穿刺点
  - 处理
    - 卧位——左侧卧位、并保持头低足高位——气体浮向右心室尖部，避免阻塞肺动脉入口
    - 给予高流量氧气吸入——提高病人的血氧浓度，纠正缺氧状态
    - 有条件时可以使用中心静脉导管抽出空气
    - 严密观察病情变化，如有异常及时对症处理

输液微粒污染

输液微粒
- 是指输入液体中的非代谢性颗粒杂质,直径一般为1~15μm,少数较大的输液微粒直径可达50~300μm
- 输液微粒污染是指在输液过程中,将输液微粒带入人体,对人体造成严重危害的过程

输液微粒的来源
- 药品生产工艺不完善,混入异物与微粒,如水、空气、原材料的污染等
- 输液瓶不洁净、液体存放时间过长,玻璃瓶内壁和橡胶塞被药物浸泡时间过久,腐蚀剥脱形成输液微粒
- 输液器及加药用的注射器不洁净
- 输液、配药环境不洁净,加药时反复穿刺橡胶塞导致橡胶塞撕裂等

输液微粒污染的危害
- 直接阻塞血管,引起供血不足,组织缺血、缺氧,甚至坏死
- 红细胞聚集在微粒上,形成血栓,引起血管栓塞和静脉炎
- 引起血小板减少症和过敏反应;微粒刺激组织产生炎症或形成肿块
- 微粒进入肺毛细血管,可引起巨噬细胞增殖,包围微粒形成肺内肉芽肿,影响肺部功能

防止和消除微粒污染的措施
- 制剂生产方面 —— 严格把控制剂生产关,确保药液质量
- 输液操作方面
  - 采用密闭式一次性医用输液器以减少污染机会
  - 输液前认真检查液体的质量,注意其透明度、有效期等
  - 净化治疗室空气
  - 在通气针头或通气管内放置空气过滤器,防止空气中的微粒进入液体中
  - 严格执行无菌技术操作,遵守操作规程;药液应现用现配,避免污染
  - 净化病室内空气,减少病原微生物和尘埃的数量,创造洁净的输液环境

输液泵的应用

输液泵
- 是机械或电子的输液控制装置,它通过作用于输液导管达到控制输液速度的目的
- 常应用于需要严格控制输液速度和药量的情况,如升压药、抗心律失常药等

输液泵的分类及特点
- 活塞型注射泵
  - 特点是输注药液流速平稳、均衡、精确,速率调节幅度为0.1mL/h
  - 而且体积小、充电系统好、便于携带,便于急救中使用
  - 多用于危重病人、心血管疾病病人及患儿的治疗和抢救
  - 注入需避光的或半衰期极短的药物
- 蠕动滚压型输液泵
  - 容积控制型(mL/h)
    - 只测定实际输入的液体量,不受溶液的浓度、黏度及导管内径的影响,输注剂量准确
    - 速率调节幅度为1mL/h,速率控制范围为1~90mL/h
  - 滴数控制型(滴/min)
    - 利用控制输液的滴数调整输入的液体量,可以准确计算滴数
    - 因滴数的大小受输注溶液的黏度、导管内径的影响,故输入液量不够精确

输液泵的使用方法 —— 输液泵的种类很多(详见各仪器使用操作说明书)

使用输液泵的注意事项
- 护士应了解输液泵的工作原理,熟练掌握其使用方法
- 在使用过程中,护士应加强巡视,如输液泵出现报警,应查找可能的原因,并给予及时的处理
- 病人指导
  - 告知病人,在护士不在场的情况下,一旦输液泵出现报警,应及时求助护士处理问题
  - 病人、家属不要随意搬动输液泵,防止输液泵电源线因牵拉而脱落
  - 病人输液侧肢体不要剧烈活动,防止输液管道被牵拉脱出
  - 告知病人,输液泵内有蓄电池,病人如需入厕,可以请护士帮忙暂时拔掉电源线,返回后再重新插好

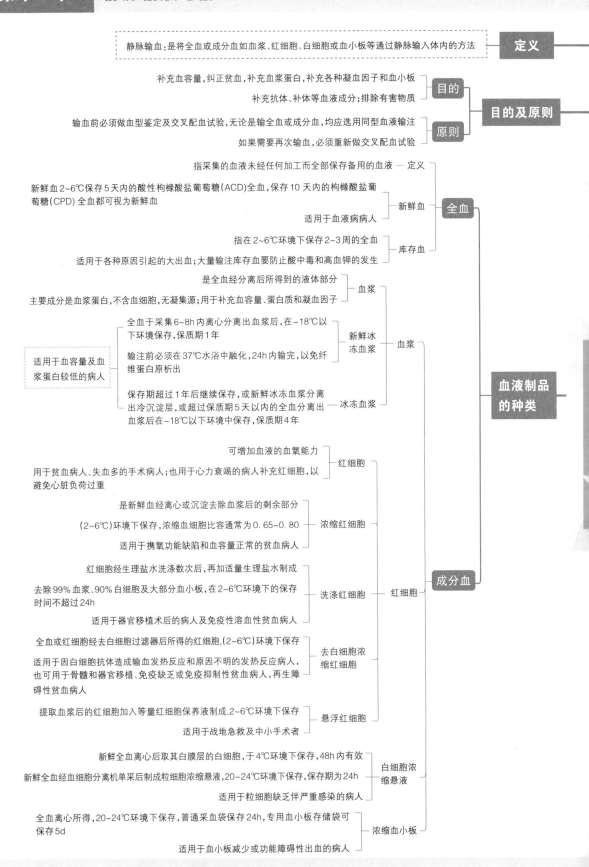

静脉输血:是将全血或成分血如血浆、红细胞、白细胞或血小板等通过静脉输入体内的方法 —— **定义**

补充血容量,纠正贫血,补充血浆蛋白,补充各种凝血因子和血小板

补充抗体、补体等血液成分;排除有害物质 —— 目的

输血前必须做血型鉴定及交叉配血试验,无论是输全血或成分血,均应选用同型血液输注

如果需要再次输血,必须重新做交叉配血试验 —— 原则

目的及原则

指采集的血液未经任何加工而全部保存备用的血液 —— 定义

新鲜血2~6℃保存5天内的酸性枸橼酸盐葡萄糖(ACD)全血,保存10天内的枸橼酸盐葡萄糖(CPD)全血都可视为新鲜血 —— 新鲜血

适用于血液病病人

指在2~6℃环境下保存2~3周的全血 —— 库存血

适用于各种原因引起的大出血;大量输注库存血要防止酸中毒和高血钾的发生

全血

是全血经分离后所得到的液体部分 —— 血浆

主要成分是血浆蛋白,不含血细胞,无凝集源;用于补充血容量、蛋白质和凝血因子

全血于采集6~8h内离心分离出血浆后,在-18℃以下环境保存,保质期1年 —— 新鲜冰冻血浆

输注前必须在37℃水浴中融化,24h内输完,以免纤维蛋白原析出

适用于血容量及血浆蛋白较低的病人

保存期超过1年后继续保存,或新鲜冰冻血浆分离出冷沉淀层,或超过保质期5天以内的全血分离出血浆后在-18℃以下环境中保存,保质期4年 —— 冰冻血浆

血浆

血液制品的种类

可增加血液的血氧能力 —— 红细胞

用于贫血病人、失血多的手术病人;也用于心力衰竭的病人补充红细胞,以避免心脏负荷过重

是新鲜血经离心或沉淀去除血浆后的剩余部分

(2~6℃)环境下保存,浓缩血细胞比容通常为0.65~0.80 —— 浓缩红细胞

适用于携氧功能缺陷和血容量正常的贫血病人

红细胞经生理盐水洗涤数次后,再加适量生理盐水制成

去除99%血浆、90%白细胞及大部分血小板,在2~6℃环境下的保存时间不超过24h —— 洗涤红细胞

适用于器官移植术后的病人及免疫性溶血性贫血病人

红细胞

全血或红细胞经去白细胞过滤器后所得的红细胞,(2~6℃)环境下保存

适用于因白细胞抗体造成输血发热反应和原因不明的发热反应病人,也可用于骨髓和器官移植、免疫缺乏或免疫抑制性贫血病人,再生障碍性贫血病人 —— 去白细胞浓缩红细胞

提取血浆后的红细胞加入等量红细胞保养液制成,2~6℃环境下保存 —— 悬浮红细胞

适用于战地急救及中小手术者

成分血

新鲜全血离心后取其白膜层的白细胞,于4℃环境下保存,48h内有效

新鲜全血经血细胞分离机单采后制成粒细胞浓缩悬液,20~24℃环境下保存,保存期为24h —— 白细胞浓缩悬液

适用于粒细胞缺乏伴严重感染的病人

全血离心所得,20~24℃环境下保存,普通采血袋保存24h,专用血小板存储袋可保存5d —— 浓缩血小板

适用于血小板减少或功能障碍性出血的病人

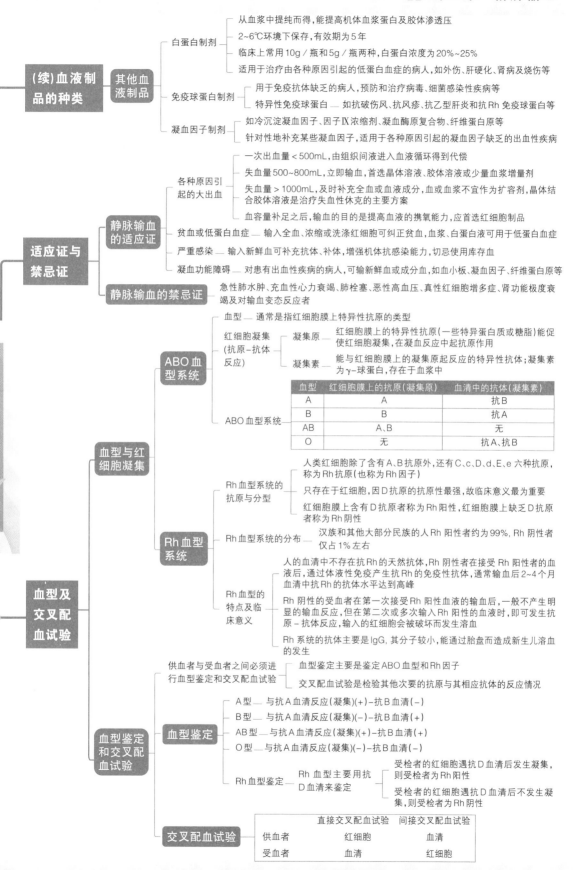

(续)血液制品的种类

其他血液制品

白蛋白制剂
— 从血浆中提纯而得,能提高机体血浆蛋白及胶体渗透压
— 2~6℃环境下保存,有效期为5年
— 临床上常用10g/瓶和5g/瓶两种,白蛋白浓度为20%~25%
— 适用于治疗由各种原因引起的低蛋白血症的病人,如外伤、肝硬化、肾病及烧伤等

免疫球蛋白制剂
— 用于免疫抗体缺乏的病人,预防和治疗病毒、细菌感染性疾病等
— 特异性免疫球蛋白 — 如抗破伤风、抗风疹、抗乙型肝炎和抗Rh免疫球蛋白等

凝血因子制剂
— 如冷沉淀凝血因子、因子IX浓缩剂、凝血酶原复合物、纤维蛋白原等
— 针对性地补充某些凝血因子,适用于各种原因引起的凝血因子缺乏的出血性疾病

适应证与禁忌证

静脉输血的适应证

各种原因引起的大出血
— 一次出血量<500mL,由组织间液进入血液循环得到代偿
— 失血量500~800mL,立即输血,首选晶体溶液、胶体溶液或少量血浆增量剂
— 失血量>1000mL,及时补充全血或血液成分,血或血浆不宜作为扩容剂,晶体结合胶体溶液是治疗失血性休克的主要方案
— 血容量补充之后,输血的目的是提高血液的携氧能力,应首选红细胞制品

贫血或低蛋白血症 — 输入全血、浓缩或洗涤红细胞可纠正贫血,血浆、白蛋白液可用于低蛋白血症

严重感染 — 输入新鲜血可补充抗体、补体,增强机体抗感染能力,切忌使用库存血

凝血功能障碍 — 对患有出血性疾病的病人,可输新鲜血或成分血,如血小板、凝血因子、纤维蛋白原等

静脉输血的禁忌证
急性肺水肿、充血性心力衰竭、肺栓塞、恶性高血压、真性红细胞增多症、肾功能极度衰竭及对输血变态反应者

血型及交叉配血试验

血型与红细胞凝集

ABO血型系统

血型 — 通常是指红细胞膜上特异性抗原的类型

红细胞凝集(抗原-抗体反应)
凝集原 — 红细胞膜上的特异性抗原(一些特异蛋白质或糖脂)能促使红细胞凝集,在凝血反应中起抗原作用
凝集素 — 能与红细胞膜上的凝集原起反应的特异性抗体;凝集素为γ-球蛋白,存在于血浆中

ABO血型系统

血型	红细胞膜上的抗原(凝集原)	血清中的抗体(凝集素)
A	A	抗B
B	B	抗A
AB	A、B	无
O	无	抗A、抗B

Rh血型系统

Rh血型系统的抗原与分型
— 人类红细胞除了含有A、B抗原外,还有C、c、D、d、E、e六种抗原,称为Rh抗原(也称为Rh因子)
— 只存在于红细胞,因D抗原的抗原性最强,故临床意义最为重要
— 红细胞膜上含有D抗原者称为Rh阳性,红细胞膜上缺乏D抗原者称为Rh阴性

Rh血型系统的分布 — 汉族和其他大部分民族的人Rh阳性者约为99%,Rh阴性者仅占1%左右

Rh血型的特点及临床意义
— 人的血清中不存在抗Rh的天然抗体,Rh阴性者在接受Rh阳性者的血液后,通过体液性免疫产生抗Rh的免疫性抗体,通常输血后2~4个月血清中抗Rh的抗体水平达到高峰
— Rh阴性的受血者在第一次接受Rh阳性血液的输血后,一般不产生明显的输血反应,但在第二次或多次输入Rh阳性的血液时,即可发生抗原-抗体反应,输入的红细胞会被破坏而发生溶血
— Rh系统的抗体主要是IgG,其分子较小,能通过胎盘而造成新生儿溶血的发生

血型鉴定和交叉配血试验

供血者与受血者之间必须进行血型鉴定和交叉配血试验
— 血型鉴定主要是鉴定ABO血型和Rh因子
— 交叉配血试验是检验其他次要的抗原与其相应抗体的反应情况

血型鉴定
A型 — 与抗A血清反应(凝集)(+)-抗B血清(-)
B型 — 与抗A血清反应(凝集)(-)-抗B血清(+)
AB型 — 与抗A血清反应(凝集)(+)-抗B血清(+)
O型 — 与抗A血清反应(凝集)(-)-抗B血清(-)

Rh血型鉴定 — Rh血型主要用抗D血清来鉴定
— 受检者的红细胞遇抗D血清后发生凝集,则受检者为Rh阳性
— 受检者的红细胞遇抗D血清后不发生凝集,则受检者为Rh阴性

交叉配血试验

	直接交叉配血试验	间接交叉配血试验
供血者	红细胞	血清
受血者	血清	红细胞

必须填写"输血治疗同意书",由病人或家属、医生分别签字后方可进行输血治疗

无家属签字的无自主意识病人的紧急输血,应报医院职能部门或主管领导同意,备案并记入病历

未成年者,可由父母或指定监护人签字 ── 病人知情同意

根据医嘱,抽取病人静脉血标本2mL,将血标本和输血申请单一起送血库作血型鉴定和交叉配血试验

采血时禁止同时采集两个病人的血标本,以免发生混淆 ── 备血

核对:病人姓名、性别、年龄、住院号、病室/门急诊、床号、血型、血液有效期、配血试验结果以及保存血的外观,护士在取血单上签字后方可提血

血液自血库取出后,勿剧烈振荡,以免红细胞破坏而引起溶血 ── 取血

库存血不能加温,以免血浆蛋白凝固变性而引起不良反应,同时需在室温下放置15~20min后再输入

输血前,需与另一个护士再次进行核对,确定无误并检查血液无凝块后方可输血 ── 输血前核对

目前临床均采用密闭式输血法,密闭式输血法有间接静脉输血法和直接静脉输血法两种 ── 输血法

参见本节"静脉输血(一)" ── 目的

将抽出的供血者的血液,按静脉输液法输给病人的方法 ── 定义

评估病人并解释,用物准备等

同取血核对内容 ── 双人核对

避免剧烈震荡以防止红细胞破坏 ── 摇匀血液

开始时速度宜慢,不超过20滴/min,观察15min左右

无不良反应后根据病情及年龄调节 ── 滴速

成人一般40~60滴/min,儿童酌减

两袋血之间用生理盐水冲洗,以避免发生反应 ── 续血时的处理

── 操作

── 注意要点

── 间接输血法

将供血者的血液抽出后立即输给病人的方法,适用于无库存血而病人又急需输血及婴幼儿的少量输血时 ── 定义

供血者和病人的姓名、血型及交叉配血结果 ── 核对

用备好的注射器抽取一定量的抗凝剂,避免抽出的血液凝固 ── 抗凝

一般50mL血中需加入3.8%枸橼酸钠溶液5mL

一人抽血、一人传递、另一人输注,如此连续进行 ── 需三人配合

从供血者血管内抽血时不可过急过快,注意观察其面色、血压等变化 ── 抽、输血液

── 操作

── 注意要点

── 直接输血法

要严格执行无菌操作及查对制度,在输血前,应双人查对

输血前后及两袋血之间需要滴注少量生理盐水,以防发生不良反应

血液内不可随意加入其他药品,如钙剂、酸性及碱性药品、高渗或低渗液体,以防血液凝集或溶解

加强巡视,观察有无输血反应的征象,并询问病人有无任何不适反应;一旦出现输血反应,应立刻停止输血,并按输血反应进行处理

严格掌握输血速度,对年老体弱、严重贫血、心衰病人应谨慎,滴速宜慢

对急症输血或大量输血病人可加压输血,输血时可直接挤压血袋、卷压血袋输血或应用加压输血器等,加压输血时,护士须在床旁守护

输完的血袋送回输血科保留24h,以备病人在输血后发生输血反应时检查分析原因

向病人介绍输血的适应证和禁忌证,做血型鉴定及交叉配血试验的意义,勿擅自调节滴速等 ── 健康教育

── 注意事项

── 输血前的准备

── 输血法

── 静脉输血的方法

自体输血和成分输血

自体输血

自体输血
- 是指采集病人体内血液或手术中收集自体失血,经过洗涤、加工,再输回给病人本人的方法,即回输自体血
- 自体输血是最安全的输血方法

优点
- 无需血型鉴定和交叉配血试验,避免了抗原-抗体反应所致的溶血、发热和过敏反应
- 扩大血液来源,解决稀有血型病人输血困难的问题
- 避免因输血引起的肝炎、艾滋病及其他血源性疾病的传播
- 术前实施多次采血,能刺激骨髓造血干细胞分化,增加红细胞生成,促进病人术后造血

适应证
- 胸、腹腔内出血,如脾破裂、异位妊娠破裂出血者
- 估计出血量在 1000mL 以上的大手术,如肝叶切除术
- 手术后引流血液回输,一般只能回输术后 6h 内的引流血液
- 体外循环或深低温下进行心内直视手术
- 病人血型特殊,难以找到供血者时

禁忌证
- 胸、腹腔开放性损伤 >4h,凝血因子缺乏者,合并心脏病
- 阻塞性肺部或贫血病人,血液在术中受胃肠道内容物污染
- 血液可能受癌细胞污染者,有脓毒血症、菌血症者

形式
- 贮存式自体输血
- 稀释式自体输血
- 回收式自体输血,自体失血回输总量限制在 3500mL 以内

成分输血

定义
- 是根据病人需要,使用血液分离技术,将新鲜血液快速分离成各种成分,根据病人需要,输入一种或多种成分

特点
- 单一成分少而浓度高
  - 红细胞制品以每袋 100mL 为一单位
  - 白细胞、血小板、凝血因子等每袋规格均以 25mL 为一单位
- 每次输入量为 200~300mL

护理
- 红细胞输注的护理
  - 选用 170μm 的滤网输血器进行过滤,过滤面积大于 30cm²
  - 输注时间一般不超过 4h,洗涤红细胞必须在 24h 内输用
  - 悬浮红细胞在使用前必须充分摇匀,悬浮红细胞内不要加任何药物,尤其是乳酸林格液、5% 葡萄糖或 5% 葡萄糖生理盐水,否则容易发生凝固/凝集或溶血
- 浓缩血小板输注的护理
  - 宜选用特殊的血小板标准输血器以去除白细胞;输注速度要快,80~100 滴/min
  - 运输、传递及输注过程中应注意保暖,不剧烈震荡,以免引起不可逆聚集
- 血浆输注的护理
  - 冰冻血浆在 35~37℃ 水浴中快速融化,尽快输用,新鲜冰冻血浆不能保存于 4℃ 环境中
  - 选用带滤网的输血器,以免絮状沉淀物阻塞管道,输注速度 5~10mL/min
- 血浆蛋白输注的护理
  - 白蛋白不能与氨基酸、红细胞混合使用
    - 5% 白蛋白输注速度为 2~4mL/min
    - 25% 白蛋白输注速度为 5mL/min
    - 儿童输注速度为成人的 1/4~1/2
  - 免疫球蛋白应单独输注,速度宜慢,前 30min 的输注速度为 0.01~0.02mL/(kg·min),如无不良反应,将速度增至 0.02~0.04mL/(kg·min)

注意事项
- 某些成分血,如白细胞、血小板等,以新鲜血为宜,且必须在 24h 内输入体内(从采血开始计时)
- 除白蛋白制剂外,其他各种成分血在输入前均需进行交叉配血试验
- 成分输血时,由于一次输入多个供血者的成分血,输血前应根据医嘱给予病人抗过敏药物
- 一袋成分血液只有 25mL,几分钟即可输完,护士应全程守护,严密的监护,以免发生危险
- 如病人在输成分血的同时,还需输全血,则应先输成分血,后输全血,以保证成分血能发挥最好的效果

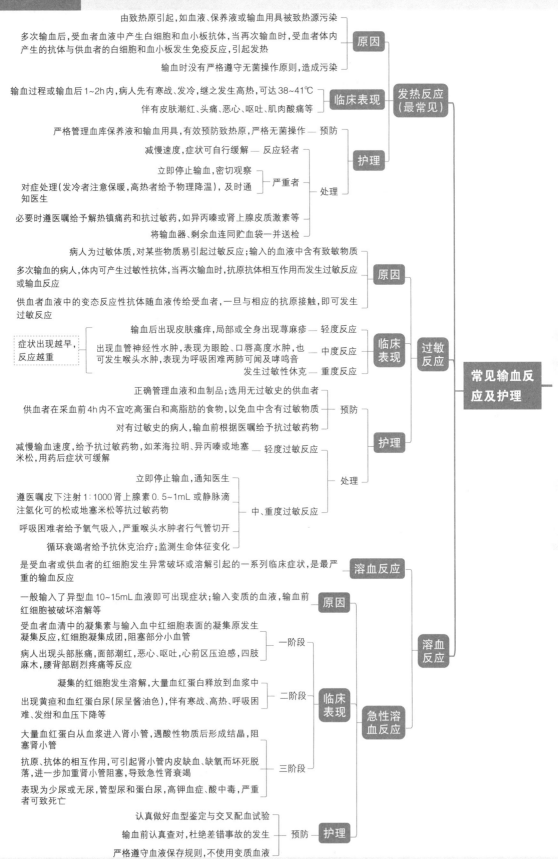

由致热原引起,如血液、保养液或输血用具被致热源污染

多次输血后,受血者血液中产生白细胞和血小板抗体,当再次输血时,受血者体内
产生的抗体与供血者的白细胞和血小板发生免疫反应,引起发热

输血时没有严格遵守无菌操作原则,造成污染

原因

输血过程或输血后1~2h内,病人先有寒战、发冷,继之发生高热,可达38~41℃

伴有皮肤潮红、头痛、恶心、呕吐、肌肉酸痛等

临床表现

**发热反应
(最常见)**

严格管理血库保养液和输血用具,有效预防致热原,严格无菌操作 — **预防**

减慢速度,症状可自行缓解 — 反应轻者

护理

立即停止输血,密切观察

对症处理(发冷者注意保暖,高热者给予物理降温),及时通
知医生

必要时遵医嘱给予解热镇痛药和抗过敏药,如异丙嗪或肾上腺皮质激素等

将输血器、剩余血连同贮血袋一并送检

严重者 — **处理**

病人为过敏体质,对某些物质易引起过敏反应;输入的血液中含有致敏物质

多次输血的病人,体内可产生过敏性抗体,当再次输血时,抗原抗体相互作用而发生过敏反应
或输血反应

供血者血液中的变态反应性抗体随血液传给受血者,一旦与相应的抗原接触,即可发生
过敏反应

原因

症状出现越早,
反应越重

输血后出现皮肤瘙痒,局部或全身出现荨麻疹 — 轻度反应

出现血管神经性水肿,表现为眼睑、口唇高度水肿,也
可发生喉头水肿,表现为呼吸困难两肺可闻及哮鸣音 — 中度反应

发生过敏性休克 — 重度反应

**临床
表现**

**过敏
反应**

正确管理血液和血制品;选用无过敏史的供血者

供血者在采血前4h内不宜吃高蛋白和高脂肪的食物,以免血中含有致敏物质 — **预防**

对有过敏史的病人,输血前根据医嘱给予抗过敏药物

护理

减慢输血速度,给予抗过敏药物,如苯海拉明、异丙嗪或地塞
米松,用药后症状可缓解 — 轻度过敏反应

立即停止输血,通知医生

遵医嘱皮下注射1:1000肾上腺素0.5~1mL或静脉滴
注氢化可的松或地塞米松等抗过敏药物

呼吸困难者给予氧气吸入,严重喉头水肿者行气管切开

循环衰竭者给予抗休克治疗;监测生命体征变化

中、重度过敏反应 — **处理**

**常见输血反
应及护理**

是受血者或供血者的红细胞发生异常破坏或溶解引起的一系列临床症状,是最严
重的输血反应

一般输入了异型血10~15mL血液即可出现症状;输入变质的血液,输血前
红细胞被破坏溶解等

原因

受血者血清中的凝集素与输入血中红细胞表面的凝集原发生
凝集反应,红细胞凝集成团,阻塞部分小血管

病人出现头部胀痛,面部潮红,恶心、呕吐,心前区压迫感,四肢
麻木,腰背部剧烈疼痛等反应

一阶段

凝集的红细胞发生溶解,大量血红蛋白释放到血浆中

出现黄疸和血红蛋白尿(尿呈酱油色),伴有寒战、高热、呼吸困
难、发绀和血压下降等

二阶段

**临床
表现**

**急性溶
血反应**

**溶血
反应**

大量血红蛋白从血浆进入肾小管,遇酸性物质后形成结晶,阻
塞肾小管

抗原、抗体的相互作用,可引起肾小管内皮缺血、缺氧而坏死脱
落,进一步加重肾小管阻塞,导致急性肾衰竭

表现为少尿或无尿,管型尿和蛋白尿,高钾血症、酸中毒,严重
者可致死亡

三阶段

认真做好血型鉴定与交叉配血试验

输血前认真查对,杜绝差错事故的发生 — **预防** — **护理**

严格遵守血液保存规则,不使用变质血液

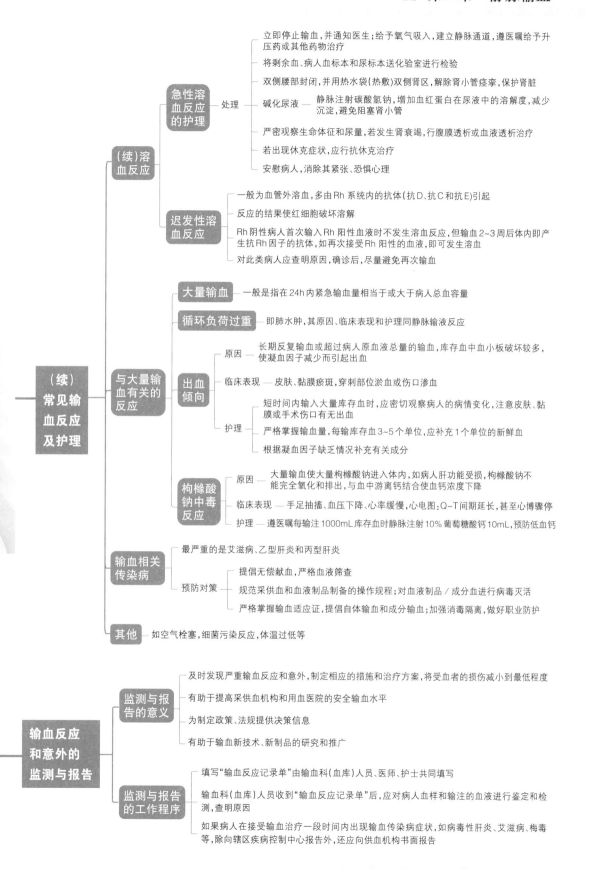

急性溶血反应的护理 — 处理
- 立即停止输血,并通知医生;给予氧气吸入,建立静脉通道,遵医嘱给予升压药或其他药物治疗
- 将剩余血、病人血标本和尿标本送化验室进行检验
- 双侧腰部封闭,并用热水袋(热敷)双侧肾区,解除肾小管痉挛,保护肾脏
- 碱化尿液 — 静脉注射碳酸氢钠,增加血红蛋白在尿液中的溶解度,减少沉淀,避免阻塞肾小管
- 严密观察生命体征和尿量,若发生肾衰竭,行腹膜透析或血液透析治疗
- 若出现休克症状,应行抗休克治疗
- 安慰病人,消除其紧张、恐惧心理

(续)溶血反应

迟发性溶血反应
- 一般为血管外溶血,多由 Rh 系统内的抗体(抗 D、抗 C 和抗 E)引起
- 反应的结果使红细胞破坏溶解
- Rh 阴性病人首次输入 Rh 阳性血液时不发生溶血反应,但输血 2~3 周后体内即产生抗 Rh 因子的抗体,如再次接受 Rh 阳性的血液,即可发生溶血
- 对此类病人应查明原因,确诊后,尽量避免再次输血

(续)常见输血反应及护理

与大量输血有关的反应
- 大量输血 — 一般是指在 24h 内紧急输血量相当于或大于病人总血容量
- 循环负荷过重 — 即肺水肿,其原因、临床表现和护理同静脉输液反应
- 出血倾向
  - 原因 — 长期反复输血或超过病人原血液总量的输血,库存血中血小板破坏较多,使凝血因子减少而引起出血
  - 临床表现 — 皮肤、黏膜瘀斑,穿刺部位淤血或伤口渗血
  - 护理
    - 短时间内输入大量库存血时,应密切观察病人的病情变化,注意皮肤、黏膜或手术伤口有无出血
    - 严格掌握输血量,每输库存血 3~5 个单位,应补充 1 个单位的新鲜血
    - 根据凝血因子缺乏情况补充有关成分
- 枸橼酸钠中毒反应
  - 原因 — 大量输血使大量枸橼酸钠进入体内,如病人肝功能受损,枸橼酸钠不能完全氧化和排出,与血中游离钙结合使血钙浓度下降
  - 临床表现 — 手足抽搐、血压下降、心率缓慢,心电图:Q–T 间期延长,甚至心博骤停
  - 护理 — 遵医嘱每输注 1000mL 库存血时静脉注射 10% 葡萄糖酸钙 10mL,预防低血钙

输血相关传染病
- 最严重的是艾滋病、乙型肝炎和丙型肝炎
- 预防对策
  - 提倡无偿献血,严格血液筛查
  - 规范采供血和血液制品制备的操作规程;对血液制品／成分血进行病毒灭活
  - 严格掌握输血适应证,提倡自体输血和成分输血;加强消毒隔离,做好职业防护

其他 — 如空气栓塞,细菌污染反应,体温过低等

输血反应和意外的监测与报告
- 监测与报告的意义
  - 及时发现严重输血反应和意外,制定相应的措施和治疗方案,将受血者的损伤减小到最低程度
  - 有助于提高采供血机构和用血医院的安全输血水平
  - 为制定政策、法规提供决策信息
  - 有助于输血新技术、新制品的研究和推广
- 监测与报告的工作程序
  - 填写"输血反应记录单"由输血科(血库)人员、医师、护士共同填写
  - 输血科(血库)人员收到"输血反应记录单"后,应对病人血样和输注的血液进行鉴定和检测,查明原因
  - 如果病人在接受输血治疗一段时间内出现输血传染病症状,如病毒性肝炎、艾滋病、梅毒等,除向辖区疾病控制中心报告外,还应向供血机构书面报告

本章扫码做题

定义：标本采集：是指根据检验项目的要求采集病人的血液、体液(如胸腔积液、腹水)、排泄物(如尿、粪)、分泌物(如痰、鼻咽部分泌物)、呕吐物和脱落细胞(如食管、阴道)等标本，通过物理、化学或生物学的实验室检查技术和方法进行检验，作为疾病的判断、治疗、预防以及药物监测、健康状况评估等的重要依据

意义与原则

- 标本采集的意义：协助明确疾病诊断；推测病程进展；制定治疗措施；观察病情变化
- 标本采集的原则
  - 遵照医嘱：严格遵医嘱执行，如有疑问及时核实，确认后方可执行
  - 充分准备：护士准备、病人准备、物品准备、环境准备
  - 严格查对：认真查对医嘱，核对检验申请单，标签或条形码，标本采集容器，病人的床号、姓名、住院号、手腕带等
  - 最佳采集时间：晨起空腹是检出阳性率最高的时间；细菌培养标本，尽量在使用抗生素前采集
  - 正确采集
    - 需采集具有代表性的标本：如大便标本，应采集黏液、脓、血液部分类便等
    - 需要病人自己留取标本时，要详细告知病人留取方法、注意事项，以保证标本质量符合要求
  - 及时送检：保证检验质量的重要环节之一

血液标本的采集

- 毛细血管采血法
  - WHO推荐部位，以中指或无名指尖内侧为宜
  - 婴幼儿可从拇指或足跟处采血
- 静脉血标本采集法
  - 真空采血法是目前最佳的静脉血采集方法
  - 常用静脉
    - 四肢浅静脉
      - 上肢：肘部浅静脉(贵要静脉、肘正中静脉、头静脉)、腕部及手背静脉等
      - 下肢：常用大隐静脉、小隐静脉及足背静脉等
    - 颈外静脉：常用于婴幼儿的静脉采血
    - 股静脉：位于股三角区，在股神经和股动脉的内侧
  - 目的
    - 全血标本：指抗凝血标本，主要用于临床血液学检查，例如血细胞计数和分类、形态学检查等
    - 血浆标本：抗凝血经离心所得上清液称为血浆，血浆里含有凝血因子Ⅰ，适合于内分泌激素、血栓和止血检测等
    - 血清标本：不加抗凝剂的血，经离心所得上清液称为血清，血清里不含有凝血因子Ⅰ，多适合于临床化学和免疫学的检测，如测定肝功能、血清酶、脂类、电解质等
    - 血培养标本：多适合于培养检测血液中的病原菌
  - 操作
    - 操作前准备：评估病人并解释，病人准备、环境准备、护士准备、用物准备
    - 操作过程注意要点
      - 注意核对，凝血功能障碍的病人拔针后按压时间延长至10min
      - 一般血培养取血5mL；亚急性细菌性心内膜炎病人，为提高培养阳性率，采血10~15mL
  - 注意事项
    - 严格执行查对制度及无菌技术操作原则
    - 采血时间
      - 空腹采血：血液生化检验一般要求早晨空腹安静时采血，理想的采血时间是早上7:00~8:00
      - 定时采血：在规定时间段内采集标本，如口服葡萄糖耐量试验、药物血浓度监测、激素测定等
    - 采血部位
      - 外周血
        - 一般选取左手无名指内侧采血，该部位应无冻疮、炎症、水肿、破损等
        - 对烧伤病人，可选择皮肤完整处采血
      - 检验只需微量全血时，成人从耳垂或指尖采血，婴儿从大脚趾或脚跟取血

静脉采血的操作顺序：血培养→无添加剂管→凝血管→枸橼酸钠管→肝素管→EDTA管→草酸盐→氟化钠管

成人一般取肘部静脉,肥胖者可用腕背静脉

婴儿常用颈部静脉、股静脉或前囟静脉窦,刚出生的婴儿可收集脐带血

采血部位 — 静脉血

输液病人采血应避免在输液的同侧上肢或下肢采血,即在对侧手静脉采血

如同时两只手都在输液,可以于下肢静脉采血,或者在滴注位置的上游采血

采血器械 — 采血用的注射器、试管必须干燥、清洁

采血部位皮肤必须干燥,压迫静脉时间以不超过40s为宜,否则容易引起淤血、静脉扩张

注射器采血时避免特别用力抽吸和推注,以免血细胞破裂

采血操作

当采血不顺利时,切忌在同一处反复穿刺,易导致标本溶血或有小凝块,影响检测结果

血培养加做霉菌血液培养时,血液注入顺序:厌氧血液培养瓶→需氧血液培养瓶→霉菌血液培养瓶

注意事项

加强核对 — 采血操作前应核对医嘱、检验申请单及条形码,杜绝差错事故的发生

及时送检 — 标本采集后应及时送检,以免影响检验结果

用物处置 — 采集标本所用的材料应安全处置

(续)静脉血标本采集法

说明采集血液标本的目的与配合要求

健康教育

解释空腹采血的意义;嘱其在采血前空腹;采血后,压迫止血的时间不宜过短

如在采集标本前病人已使用抗生素,应向医护人员说明

血液标本的采集

常用动脉 — 股动脉、桡动脉、肱动脉

目的

采集动脉血进行血液气体分析,判断病人氧合及酸碱平衡情况,为诊断、治疗、用药提供依据

作乳酸和丙酮酸测定等

操作

操作前准备 — 评估病人并解释,病人准备、环境准备、护士准备、用物准备

操作过程中注意要点

一般选用股动脉或桡动脉,采血量一般为0.1~1mL

$PaCO_2$、PaO_2、乳酸等检测,标本必须15min内检测,乳酸盐的标本采血器始终放在冰水中保存

动脉血标本采集法

严格执行查对制度和无菌技术操作原则

桡动脉穿刺点为前臂掌侧腕关节上2cm,动脉搏动明显处

采集部位 — 股动脉穿刺点在腹股沟股动脉搏动明显处

新生儿因股动脉穿刺垂直进针时易伤及髋关节,宜选择桡动脉穿刺

抽血时注射器内不能有空泡,抽出后立即密封针头,隔绝空气

防止气体逸散 — 测定二氧化碳结合力时,盛血标本的容器应加塞盖紧

避免血液与空气接触过久,采血后应立即送检

注意事项

止血 — 拔针后局部用无菌纱布或砂袋加压止血,以免出血或形成血肿,压迫止血至不出血为止

病人饮热水、洗澡、运动,需休息30min后再行采血

条形码合理有效使用,杜绝差错事故的发生

有出血倾向者慎用动脉穿刺法采集动脉血标本

健康教育 — 说明动脉血标本采集的目的、方法、注意事项及配合要点

是临床上最常用的检测项目之一 — 尿液检验

主要用于泌尿生殖系统、肝胆疾病、代谢性疾病(如糖尿病)及其他系统疾病的诊断和鉴别诊断、治疗监测及健康普查

检查有无细胞和管型,用于尿蛋白、尿糖等测定 — 尿常规标本

常用于细胞、管型等有形成分计数,如:Addis(艾迪)计数等 — 12h尿标本 ┐
体内代谢产物尿液成分定量检查分析,如:肌酐、蛋白、糖等 — 24h尿标本 ├ 目的
适用于病原微生物学培养、鉴定和药物敏感试验 — 尿培养标本 ┘

临床应用	防腐剂	作用	用法
艾迪计数(12小时尿细胞计数)等	甲醛	防腐和固定尿中有机成分	每100mL尿液加400mg/L甲醛0.5mL
内分泌系统的检查(如17-酮类固醇、17-羟类固醇)等	浓盐酸	保持尿液在酸性环境中,防止尿中激素被氧化	24小时尿中加10mL/L浓盐酸
尿蛋白定量、尿糖定量检查	甲苯	保持尿中化学成分不变	第一次尿倒入后,每100mL尿液中加甲苯0.5mL

常用防腐剂的使用 ┤ 尿液标本的采集

做好核对、解释、用物准备 — 操作前准备

于7pm排空膀胱后开始留取尿液,至次晨7am留取最后一次尿液 — 12h标本 ┐
于7am排空膀胱后,开始留取尿液,至次晨7am留取最后一次尿液 — 24h尿标本 ├ 操作过程中注意要点
中段尿留取法、导尿术留取法、留置导尿管术留取法 — 尿培养标本 ┘

操作

晨起第一次尿(最佳),尿标本必须新鲜,按要求留取 ┐
应避免经血、白带、精液、粪便等混入,还应注意避免烟灰、便纸等异物混入 ├ 注意事项
及时送检(不超过2h),以免细菌繁殖、细胞溶解或污染等 │
留取尿培养时,严格无菌技术操作,采集清洁尿标本,防止污染影响结果 ┘

尿标本留取的目的、方法及注意事项,教会留取方法等 — 健康教育

粪便标本的检验结果可有效评估病人的消化系统功能,为协助诊断、治疗疾病提供可靠依据 — 粪便检验

检查粪便的颜色、细胞及性状等 — 常规标本 ┐
检查粪便内的致病菌 — 培养标本 ├ 目的
检查粪便中肉眼不能察见的微量血液 — 隐血标本 │
检查粪便中的寄生虫成虫、幼虫及虫卵并计数 — 寄生虫及虫卵标本 ┘

粪便标本的采集

核对并解释,做好相关准备 — 操作前准备

取脓、血、黏液部分,或粪便表面、深处及粪端多处取材约5g新鲜粪便 — 常规标本 ┐
嘱病人排便于消毒便盆内 ┐ │
用无菌棉签取黏液脓血部分或中央部分粪便2~5g置于无菌培养容器内,盖紧瓶塞送检 ├ 培养标本 ├ 操作过程中注意要点
按常规标本留取 — 隐血标本 ┘ 操作

用棉签或检验匙取不同部位带血或黏液部分5~10g送检 — 检查寄生虫及虫卵 ┐
用透明塑料薄膜或软黏透明纸拭子于半夜12点或清晨排便前,于肛门周围皱襞处拭取标本,并立即送检 — 检查蛲虫 ├ 寄生虫及虫卵标本
将便盆加温至接近人体的体温,排便后标本连同便盆立即送检 — 检查阿米巴原虫 ┘

（续）粪便标本的采集

注意事项
- 盛粪便标本容器必须有盖,标记明显
- 粪便内不应混入尿液、植物、泥土、污水等异物
- 不应从卫生纸或衣裤、纸尿裤等物品上留取,也不能用棉签有棉絮端挑取标本
- 采集寄生虫标本时,应取黏液、脓或带血部分,如需孵化毛蚴留取不少于30g粪便,并及时送检
- 检查痢疾阿米巴滋养体时(阿米巴原虫加温的清洁便器)
  - 采集标本前几天,病人不应服用钡剂、油质或含金属的泻剂
  - 取5~10g(黏液、脓或带血部分)保温送实验室检查
- 采集培养标本,无菌操作将标本收集于灭菌封口的容器内;若难以获得粪便或排便困难者及幼儿可采取直肠拭子法

健康教育
- 讲解方法、注意事项,教会病人留取标本的正确方法

痰液标本的采集

痰液
- 是气管、支气管和肺泡所产生的分泌物,痰液的主要成分是黏液和炎性渗出物

目的
- 常规痰标本 —— 检查痰液中细菌、虫卵、癌细胞等
- 痰培养标本 —— 检查痰液中致病菌,为选择抗生素提供依据
- 24h痰标本 —— 检查24h的痰量,观察痰液的性状,协助诊断或作浓集结核杆菌检查

操作
- 操作前准备 —— 做好核对、解释、用物准备
- 操作过程中的注意要点
  - 留取量 —— 细菌培养 >1mL,真菌培养 2~5mL,分枝杆菌培养 5~10mL,寄生虫检查 3~5mL
  - 24h痰液标本 —— 晨起漱口后(7am)第一口痰起至次晨起漱口后(7am)第一口痰止

注意事项
- 宜选择清晨留取痰标本,此时痰量较多,痰内细菌也较多,可提高阳性率
- 勿将漱口水、口腔、鼻咽分泌物(如唾液、鼻涕)等混入痰液中
- 查癌细胞,应用10%甲醛或95%乙醇固定痰液后立即送检
- 做24h痰量或分层检查时,应嘱病人将痰吐在无色广口大玻璃瓶内,加少许防腐剂(如苯酚)防腐
- 留取痰培养时,应用朵贝氏液及冷开水漱口数次,尽量排除口腔内大量杂菌

健康教育
- 解释痰液标本收集的重要性、收集方法和注意事项

咽试子标本的采集

咽试子
- 咽拭子细菌培养能分离出致病菌,有助于白喉、化脓性扁桃体炎、急性咽喉炎等的诊断

目的
- 从咽部及扁桃体采取分泌物作细菌培养或病毒分离,以协助诊断

操作
- 操作前准备 —— 做好核对、解释、用物准备
- 操作过程中注意要点 —— 取两侧腭弓、咽及扁桃体上的分泌物,注意避免交叉感染

注意事项
- 最好在使用抗生素之前采集标本
- 避免交叉感染
- 做真菌培养时,须在口腔溃疡面上采集分泌物,避免接触正常组织
- 注意无菌长棉签不要触及其他部位,防止污染标本,影响检验结果
- 避免在进餐后2h内留取标本,以防呕吐

健康教育
- 解释取咽拭子标本的目的、方法、注意事项,使其能正确配合

本章扫码做题

疼痛:是一种令人不快的感觉和情绪上的感受,伴随着现有的或潜在的组织损伤
(知识拓展:10月11日为"世界镇痛日") —— **定义**

温度刺激、化学刺激、物理损伤、病理改变、心理因素等均可导致 —— 原因

特异学说 ┐
型式学说 ├ 代表性的3大学说 —— 尚无一种学说能全面合理地解释其发生机制
闸门控制学说 ┘

原因及发生机制

分布于皮肤、角膜及口腔的复层鳞状上皮间 ┐ 表层痛觉
皮肤经常受到伤害性的刺激,痛觉的感受会更加敏感 ┘ 感受器

分布于牙、肌膜、关节囊、肌层、肌腱、韧带、脉管壁等 ┐ 深层痛觉
伤害性刺激会造成不同程度的深部疼痛,但不易定位 ┘ 感受器

人体痛觉
感受器

发生机制

分布于内脏器官的被膜、腔壁、组织间及内脏器官组织的
脉管壁上 ┐
对缺血缺氧、痉挛、机械牵拉及炎症的感受很敏感 ├ 内脏痛觉
对烧灼、切割等刺激不敏感 ┘ 感受器

心肌梗死的疼痛发生在心前区,但可放射至左肩及左上臂
阑尾炎可先出现脐周及上腹疼痛,再转移至右下腹等

突然发生,有明确的开始时间,持续时间较短,以数分钟、数小时或数天之内居多 —— 急性痛 ┐ **按病程**
疼痛持续3个月以上,具有持续性、顽固性和反复性的特点 —— 慢性痛 ┘

如酸痛、胀痛、闷痛等 —— 钝痛 ┐
如刺痛、切割痛、灼痛、绞痛、撕裂样痛、爆裂样痛等 —— 锐痛 ├ **按性质**
如跳痛、压榨样痛、牵拉样痛等 —— 其他疼痛 ┘

头痛、胸痛等 —— **按部位**

疼痛的分类

皮肤痛、躯体痛、内脏痛、牵涉痛、假性痛、神经痛 —— **按起始部位及传导途径**

早期无特异性,中晚期疼痛剧烈,不能忍受,需用药物镇痛 —— **癌性疼痛**

疼痛概述

血压升高、心率增快、呼吸频率增快 ┐
血糖上升、甲状腺素的生成加快,机体处于分解代谢状态 —— 神经内分泌及代谢反应 ├ **生理反应**
加重原病灶的病理变化(局部缺血、缺氧、炎性渗出、水肿) —— 生化反应 ┘

慢性疼痛病人常伴有注意力和记忆力下降,抑郁、焦虑、愤怒和恐惧 —— **心理反应**

疼痛对个体的影响

相信病人对疼痛的语言表述并作出适当判断 —— 语言反应 ┐
机体遭受伤害时做出躲避、逃跑、反抗、防御性保护或攻击等整体行为 ├ **行为反应**
不同程度血管扩张出现局部皮肤潮红 ┐ 局部反应 ├ 躯体反应 ┘
血管壁通透性增加出现局部组织肿胀 ┘
可出现肌肉收缩、肢体僵固、强迫体位等 —— 疼痛加重时

个体所能感受到的最小疼痛 —— **疼痛阈**

个体所能忍受的疼痛强度和持续时间 —— **疼痛耐受力**

人口学特征、宗教信仰与文化、行为作用 ┐
以往的疼痛经验、注意力、情绪、对疼痛的态度 ┘ **内在因素**

环境变化 ┐
社会支持 ├ **外在因素**
医源性因素 ┘

影响疼痛的因素

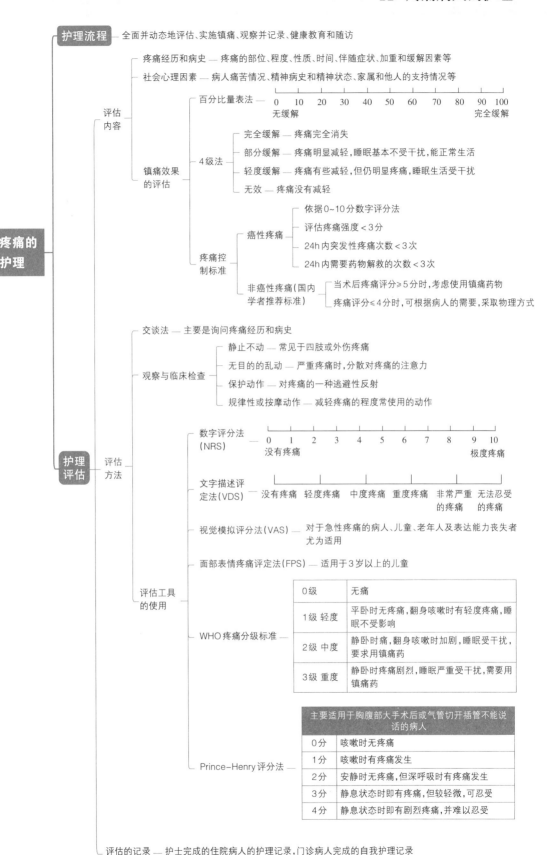

疼痛的护理

- **护理流程** — 全面并动态地评估、实施镇痛、观察并记录、健康教育和随访

- **护理评估**
  - **评估内容**
    - 疼痛经历和病史 — 疼痛的部位、程度、性质、时间、伴随症状、加重和缓解因素等
    - 社会心理因素 — 病人痛苦情况、精神病史和精神状态、家属和他人的支持情况等
    - **镇痛效果的评估**
      - 百分比量表法 —
        0 10 20 30 40 50 60 70 80 90 100
        无缓解   完全缓解
      - **4级法**
        - 完全缓解 — 疼痛完全消失
        - 部分缓解 — 疼痛明显减轻,睡眠基本不受干扰,能正常生活
        - 轻度缓解 — 疼痛有些减轻,但仍明显疼痛,睡眠生活受干扰
        - 无效 — 疼痛没有减轻
      - **疼痛控制标准**
        - 癌性疼痛
          - 依据0~10分数字评分法
          - 评估疼痛强度 < 3分
          - 24h内突发性疼痛次数 < 3次
          - 24h内需要药物解救的次数 < 3次
        - 非癌性疼痛(国内学者推荐标准)
          - 当术后疼痛评分≥5分时,考虑使用镇痛药物
          - 疼痛评分≤4分时,可根据病人的需要,采取物理方式

  - **评估方法**
    - 交谈法 — 主要是询问疼痛经历和病史
    - **观察与临床检查**
      - 静止不动 — 常见于四肢或外伤疼痛
      - 无目的的乱动 — 严重疼痛时,分散对疼痛的注意力
      - 保护动作 — 对疼痛的一种逃避性反射
      - 规律性或按摩动作 — 减轻疼痛的程度常使用的动作

  - **评估工具的使用**
    - 数字评分法(NRS) —
      0 1 2 3 4 5 6 7 8 9 10
      没有疼痛   极度疼痛
    - 文字描述评定法(VDS) —
      没有疼痛 轻度疼痛 中度疼痛 重度疼痛 非常严重的疼痛 无法忍受的疼痛
    - 视觉模拟评分法(VAS) — 对于急性疼痛的病人、儿童、老年人及表达能力丧失者尤为适用
    - 面部表情疼痛评定法(FPS) — 适用于3岁以上的儿童
    - WHO疼痛分级标准 —

0级	无痛
1级 轻度	平卧时无疼痛,翻身咳嗽时有轻度疼痛,睡眠不受影响
2级 中度	静卧时痛,翻身咳嗽时加剧,睡眠受干扰,要求用镇痛药
3级 重度	静卧时疼痛剧烈,睡眠严重受干扰,需要用镇痛药

    - Prince-Henry评分法 —

主要适用于胸腹部大手术后或气管切开插管不能说话的病人	
0分	咳嗽时无疼痛
1分	咳嗽时有疼痛发生
2分	安静时无疼痛,但深呼吸时有疼痛发生
3分	静息状态时即有疼痛,但较轻微,可忍受
4分	静息状态时即有剧烈疼痛,并难以忍受

  - 评估的记录 — 护士完成的住院病人的护理记录,门诊病人完成的自我护理记录

（续）疼痛的护理

- 护理措施
  - 减少或消除引起疼痛的原因 — 避免引起的诱因
    - 目标 — 控制疼痛
    - 外伤所致的疼痛,应酌情给予止血、包扎、固定、处理伤口等
    - 胸腹部手术,术后可协助病人在按压伤口后,进行深呼吸和咳痰
  - 药物止痛（最基本、最常用的方法）
    - 镇痛药物的分类
      - 阿片类 — 吗啡、哌替啶、芬太尼、阿芬太尼、美沙酮、喷他佐辛、羟氢可待酮等
      - 非阿片类 — 水杨酸类、苯胺类、非甾体抗炎药等
      - 其他辅助类 — 激素、解痉药、维生素类、局部麻醉药、抗抑郁类等
      - 选择药物时要明确诊断,避免镇痛掩盖病情
    - 常见给药途径
      - 口服给药 — 阿片类药物给药的首选途径
      - 直肠给药 — 适用于禁食、不能吞咽、恶心呕吐严重等病人
      - 经皮肤给药 — 芬太尼透皮贴剂(多瑞吉)是目前唯一通过透皮吸收的强阿片类药物；适用于慢性中度和重度疼痛病人
      - 舌下含服给药 — 多用于暴发性疼痛的临时处理
      - 肌内注射 — 不推荐用于长期癌痛治疗；多用于急性疼痛时的临时给药以及癌症病人暴发痛时
      - 静脉给药 — 最迅速、有效和精确的给药方式；目前国内外多采用中心静脉插管或预埋硅胶注药泵,以便于连续小剂量给药
      - 皮下注射给药 — 主要用于胃肠道功能障碍、顽固性恶心、呕吐病人和需迅速控制疼痛的临终病人
    - 三阶梯镇痛疗法的基本原则和内容
      - 基本原则
        - 按时给药 — 按医嘱时间给药,维持血药浓度,保证疼痛连续缓解
        - 口服给药
        - 按阶梯给药 — 选用药物由弱到强,逐渐升级,最大限度减少药物依赖
        - 个体化给药
        - 密切观察及宣教
      - 内容

第一阶梯	非阿片类:阿司匹林、乙酰氨基芬、布洛芬、吲哚美辛、萘普生	主要适用于轻度疼痛病人
第二阶梯	弱阿片类:可待因、右旋丙氧酚、氧可酮、曲马朵	主要适用于中度疼痛病人
第三阶梯	强阿片类:吗啡、美沙酮、氧吗啡	主要用于重度和剧烈癌痛病人

    - 病人自控镇痛泵的应用
      - 病人疼痛时,通过由计算机控制的微量泵主动向体内注射设定剂量的药物
      - 护理措施
        - 评估病人
        - 设定参数
        - 解释及宣教
        - 密切观察并记录
  - 合理运用缓解或解除疼痛的方法
    - 物理止痛
      - 常可以应用冷、热疗法,理疗,推拿,按摩
      - 物理因子
        - 大自然的物理因子 — 日光、海水、空气、矿泉等
        - 人工产生的物理因子 — 电、光、声、磁、热、冷、水等
      - 一般情况下,高热病人、有出血倾向疾病的病人和结核病人禁用
      - 恶性肿瘤病人慎用,妊娠和月经期病人下腹部避免使用
      - 空腹、过度劳累和餐后30min内,不宜使用强力物理镇痛
    - 针灸止痛 — 疏通人体经脉、气血调和达到止痛
    - 经皮神经电刺激疗法 — 主要用于各种头痛、颈椎病、肩周炎、神经痛、腰腿痛等

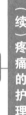

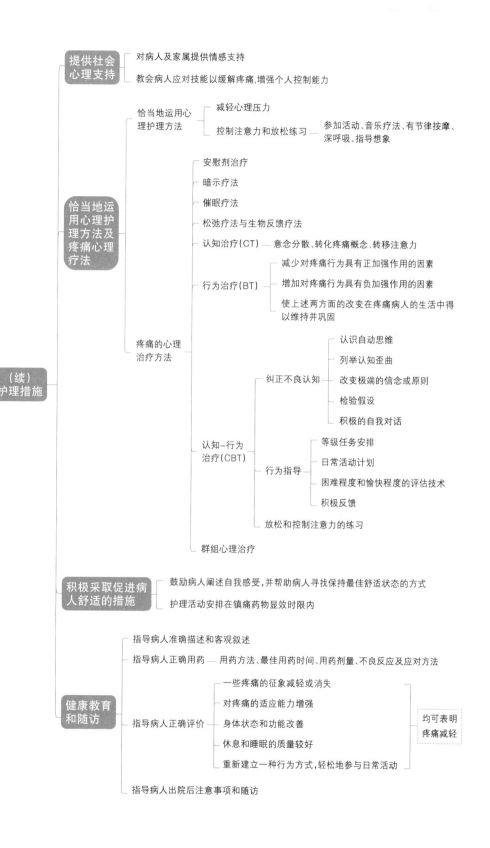

提供社会心理支持
- 对病人及家属提供情感支持
- 教会病人应对技能以缓解疼痛,增强个人控制能力

(续)疼痛的护理 — (续)护理措施

恰当地运用心理护理方法及疼痛心理疗法
- 恰当地运用心理护理方法
  - 减轻心理压力
  - 控制注意力和放松练习 — 参加活动、音乐疗法、有节律按摩、深呼吸、指导想象
- 疼痛的心理治疗方法
  - 安慰剂治疗
  - 暗示疗法
  - 催眠疗法
  - 松弛疗法与生物反馈疗法
  - 认知治疗(CT) — 意念分散、转化疼痛概念、转移注意力
  - 行为治疗(BT)
    - 减少对疼痛行为具有正加强作用的因素
    - 增加对疼痛行为具有负加强作用的因素
    - 使上述两方面的改变在疼痛病人的生活中得以维持并巩固
  - 认知-行为治疗(CBT)
    - 纠正不良认知
      - 认识自动思维
      - 列举认知歪曲
      - 改变极端的信念或原则
      - 检验假设
      - 积极的自我对话
    - 行为指导
      - 等级任务安排
      - 日常活动计划
      - 困难程度和愉快程度的评估技术
      - 积极反馈
    - 放松和控制注意力的练习
  - 群组心理治疗

积极采取促进病人舒适的措施
- 鼓励病人阐述自我感受,并帮助病人寻找保持最佳舒适状态的方式
- 护理活动安排在镇痛药物显效时限内

健康教育和随访
- 指导病人准确描述和客观叙述
- 指导病人正确用药 — 用药方法、最佳用药时间、用药剂量、不良反应及应对方法
- 指导病人正确评价
  - 一些疼痛的征象减轻或消失
  - 对疼痛的适应能力增强
  - 身体状态和功能改善
  - 休息和睡眠的质量较好
  - 重新建立一种行为方式,轻松地参与日常活动
  - 均可表明疼痛减轻
- 指导病人出院后注意事项及随访

本章扫码做题

病情观察:医务人员在工作中运用视觉、听觉、嗅觉、触觉等感觉器官及辅助工具来获得病人信息的过程 — **定义**

为疾病的诊断、治疗、护理提供基本的临床资料和数据,是临床决策的依据
有助于判断疾病的发展趋向和转归;及时了解治疗效果和用药后的反应 — **意义**
有助于及时发现危重症病人病情变化的征象等,以便采取措施及时处理,挽救病人生命

既有重点,又要认真全面;既要细致,又要准确及时 — 病情观察中做到
勤巡视、勤观察、勤询问、勤思考、勤记录 — 做到"五勤" — **护士应具备的条件**

年龄、性别、营养状况 — 病人全身状态
意识状态、面部表情、姿势体位、肢体活动、皮肤、呼吸、循环状况,分泌物、排泄物的性状、数量等 — 病人局部状态 — **视诊**

用耳直接或借助听诊器或其他仪器听取病人身体各个部分发出的声音,分析判断声音所代表的不同含义
如咳嗽,借助听诊器听病人的心音、心率、呼吸音、肠鸣音等 — **听诊**

通过手的感觉来感知病人身体某部位有无异常
了解体表温度、湿度、弹性、光滑度等 — **触诊** — **方法**

通过手叩击或手掌拍击被检查部位体表,使之震动而产生音响,根据所感到的震动和所听到的音响特点来了解被检查部位
如确定肺下界、心界大小、有无腹水及腹水量等 — **叩诊**

用嗅觉辨别病人的各种气味,判断与其健康状况关系的一种检查方法 — **嗅诊**

发育状态通常以年龄与智力、体格成长状态(如身高、体重及第二性征)之间的关系来进行综合判断
头部的长度为身高的1/8~1/7,胸围约为身高的1/2 — 成人发育正常状态的判断指标
双上肢展开的长度约等于身高,坐高约等于下肢的长度 — 发育
是身体各部发育的外观表现,包括骨骼、肌肉的成长与脂肪分布的状态等
均称型(正力型);瘦长型(无力型,腹上角<90°);矮胖型(超力型,腹上角>90°) — 体型 — **发育与体型**

在疾病治疗中占重要地位,通过皮肤的光泽度、弹性、毛发指甲的润泽度,皮下脂肪的丰满度等综合判断
观察病人的食欲、食量、进食后反应、饮食习惯、有无特殊嗜好、偏食等情况 — 饮食
通过皮肤的光泽度、弹性,毛发指甲的润泽度,皮下脂肪的丰满度等综合判断
营养状态与食物的摄入、消化、吸收、代谢等因素有关 — 营养状态
是判断机体健康状况、疾病程度以及转归的重要指标之一 — **饮食与营养状态**

一般见于急性感染性疾病 — 表情痛苦、面颊潮红、呼吸急促、鼻翼扇动、口唇疱疹 — 急性面容
常见于慢性消耗性疾病 — 面色苍白或灰暗、面容憔悴、目光暗淡、消瘦无力 — 慢性面容
一般见于风湿性心脏病 — 双颊紫红、口唇发绀 — 二尖瓣面容
见于各种贫血病人 — 面色苍白、唇舌及结膜色淡、表情疲惫乏力 — 贫血面容 — **面容与表情**

病人身体在休息时所处的状态,常见有自主体位、被动体位、强迫体位
昏迷、极度衰竭 — 被动卧位
胆石症、肠绞痛腹痛发作时 — 强迫体位 — **体位**

指一个人的举止状态,依靠骨骼、肌肉的紧张度来保持,并受健康状态和精神状态的影响
患病时可以出现特殊的姿势 — 姿势
是指一个人走动时所表现的姿态,年龄、是否受过训练等因素会影响一个人的步态
蹒跚步态(鸭步)、醉酒步态、共济失调步态、慌张步态、剪刀步态、间歇性跛行、保护性跛行等 — 常见的异常步态 — 步态 — **姿势与步态**

常可反映某些疾病的情况
主要观察其颜色、温度、湿度、弹性、有无出血、水肿、皮疹、皮下结节、囊肿等情况 — **皮肤与黏膜**
贫血病人口唇、指甲苍白;肺心病、心力衰竭等缺氧病人口唇、颜面等发绀;休克病人皮肤湿冷等

一般情况 — **内容**

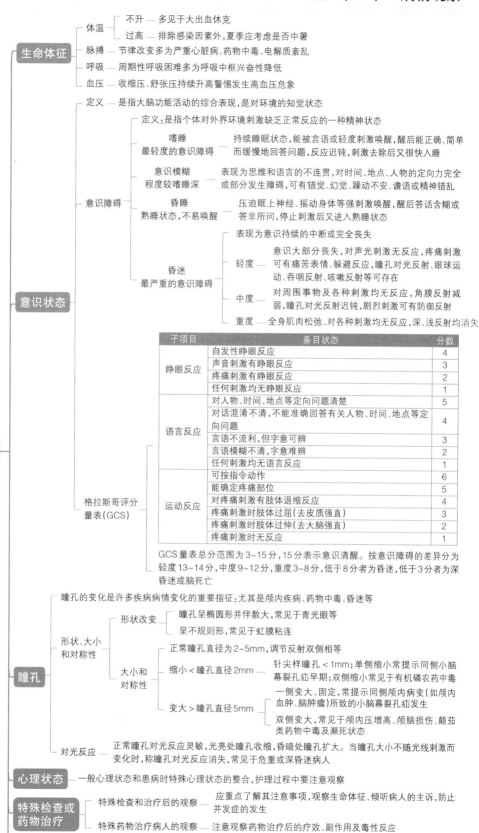

生命体征
- 体温
  - 不升 —— 多见于大出血休克
  - 过高 —— 排除感染因素外，夏季应考虑是否中暑
- 脉搏 —— 节律改变多为严重心脏病、药物中毒、电解质紊乱
- 呼吸 —— 周期性呼吸困难多为呼吸中枢兴奋性降低
- 血压 —— 收缩压、舒张压持续升高警惕发生高血压危象

意识状态
- 定义 —— 是指大脑功能活动的综合表现，是对环境的知觉状态
- 意识障碍
  - 定义：是指个体对外界环境刺激缺乏正常反应的一种精神状态
  - 嗜睡 最轻度的意识障碍 —— 持续睡眠状态，能被言语或轻度刺激唤醒，醒后能正确、简单而缓慢地回答问题，反应迟钝，刺激去除后又很快入睡
  - 意识模糊 程度较嗜睡深 —— 表现为思维和语言的不连贯，对时间、地点、人物的定向力完全或部分发生障碍，可有错觉、幻觉、躁动不安、谵语或精神错乱
  - 昏睡 熟睡状态，不易唤醒 —— 压迫眶上神经、摇动身体等强刺激唤醒，醒后答话含糊或答非所问，停止刺激后又进入熟睡状态
  - 昏迷 最严重的意识障碍 —— 表现为意识持续的中断或完全丧失
    - 轻度 —— 意识大部分丧失，对声光刺激无反应，疼痛刺激可有痛苦表情、躲避反应，瞳孔对光反射、眼球运动、吞咽反射、咳嗽反射等可存在
    - 中度 —— 对周围事物及各种刺激均无反应，角膜反射减弱，瞳孔对光反射迟钝，剧烈刺激可有防御反射
    - 重度 —— 全身肌肉松弛，对各种刺激均无反应，深、浅反射均消失

（续）内容
- 格拉斯哥评分量表(GCS)

子项目		条目状态	分数
睁眼反应		自发性睁眼反应	4
		声音刺激有睁眼反应	3
		疼痛刺激有睁眼反应	2
		任何刺激均无睁眼反应	1
语言反应		对人物、时间、地点等定向问题清楚	5
		对话混淆不清，不能准确回答有关人物、时间、地点等定向问题	4
		言语不流利，但字意可辨	3
		言语模糊不清，字意难辨	2
		任何刺激均无语言反应	1
运动反应		可按指令动作	6
		能确定疼痛部位	5
		对疼痛刺激有肢体退缩反应	4
		疼痛刺激时肢体过屈(去皮质强直)	3
		疼痛刺激时肢体过伸(去大脑强直)	2
		疼痛刺激时无反应	1

GCS量表总分范围为3~15分，15分表示意识清醒。按意识障碍的差异分为轻度13~14分，中度9~12分，重度3~8分，低于8分者为昏迷，低于3分者为深昏迷或脑死亡

瞳孔
- 瞳孔的变化是许多疾病病情变化的重要指征：尤其是颅内疾病、药物中毒、昏迷等
- 形状、大小和对称性
  - 形状改变
    - 瞳孔呈椭圆形并伴散大，常见于青光眼等
    - 呈不规则形，常见于虹膜粘连
  - 大小和对称性
    - 正常瞳孔直径为2~5mm，调节反射双侧相等
    - 缩小 < 瞳孔直径2mm
      - 针尖样瞳孔 < 1mm；单侧缩小常提示同侧小脑幕裂孔疝早期；双侧缩小常见于有机磷农药中毒
    - 变大 > 瞳孔直径5mm
      - 一侧变大、固定，常提示同侧颅内病变(如颅内血肿、脑肿瘤)所致的小脑幕裂孔疝发生
      - 双侧变大，常见于颅内压增高、颅脑损伤、颠茄类药物中毒及濒死状态
- 对光反应 —— 正常瞳孔对光反应灵敏，光亮处瞳孔收缩，昏暗处瞳孔扩大。当瞳孔大小不随光线刺激而变化时，称瞳孔对光反应消失，多见于危重或深昏迷病人

心理状态 —— 一般心理状态和患病时特殊心理状态的整合，护理过程中要注意观察

特殊检查或药物治疗
- 特殊检查和治疗后的观察 —— 应重点了解其注意事项，观察生命体征、倾听病人的主诉，防止并发症的发生
- 特殊药物治疗病人的观察 —— 注意观察药物治疗后的疗效、副作用及毒性反应

其他方面 —— 注意观察病人的睡眠情况以及病人的自理能力

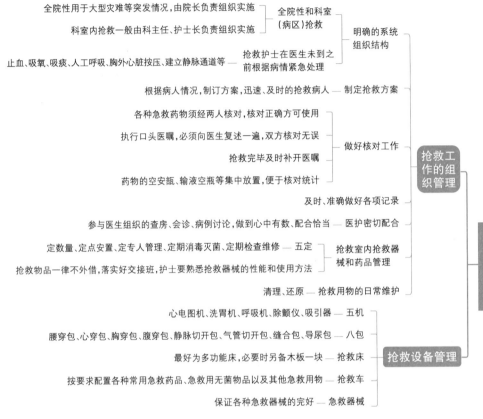

危重病人:是指那些病情严重,随时可发生生命危险的病人。这些病人通常患有多脏器功能不全,病情而且复杂,病情变化快,随时会发生生命危险,故而需要严密的、连续的病情观察和全面的监护及治疗。急症抢救和重症监护是抢救危重症病人的两个主要环节 —— 概述

全院性用于大型灾难等突发情况,由院长负责组织实施
科室内抢救一般由科主任、护士长负责组织实施 —— 全院性和科室(病区)抢救
止血、吸氧、吸痰、人工呼吸、胸外心脏按压、建立静脉通道等 —— 抢救护士在医生未到之前根据病情紧急处理 —— 明确的系统组织结构

根据病人情况,制订方案,迅速、及时的抢救病人 —— 制定抢救方案

各种急救药物须经两人核对,核对正确方可使用
执行口头医嘱,必须向医生复述一遍,双方核对无误
抢救完毕及时补开医嘱
药物的空安瓿、输液空瓶等集中放置,便于核对统计 —— 做好核对工作

及时、准确做好各项记录

参与医生组织的查房、会诊、病例讨论,做到心中有数、配合恰当 —— 医护密切配合
定数量、定点安置、定专人管理、定期消毒灭菌、定期检查维修 —— 五定
抢救物品一律不外借,落实好交接班,护士要熟悉抢救器械的性能和使用方法 —— 抢救室内抢救器械和药品管理

清理、还原 —— 抢救用物的日常维护

心电图机、洗胃机、呼吸机、除颤仪、吸引器 —— 五机
腰穿包、心穿包、胸穿包、腹穿包、静脉切开包、气管切开包、缝合包、导尿包 —— 八包
最好为多功能床,必要时另备木板一块 —— 抢救床
按要求配置各种常用急救药品、急救用无菌物品以及其他急救用物 —— 抢救车
保证各种急救器械的完好 —— 急救器械 —— 抢救设备管理

—— 抢救工作的组织管理

—— 抢救工作的组织管理与抢救设备管理

意识水平监测、电生理监测如脑电图,影像学监测如CT与MRI,颅内压测定和脑死亡的判定等 —— 中枢神经系统
心率、心律、无创和有创动脉血压、心电功能、血流动力功能如:中心静脉压、肺动脉压、肺动脉楔压、心排量及心脏指数等 —— 循环系统
包括呼吸运动、频率、节律、呼吸音、潮气量、无效腔量、呼气压力测定、肺胸顺应性监测
痰液的性质、量,痰培养的结果
血气分析 —— 呼吸系统
肾脏是调节体液的重要器官,也是最容易受损的器官之一
监测包括尿量,血、尿钠浓度,血、尿的尿素氮,血尿肌酐、血肌酐清除率测定等 —— 肾功能
是一项简便易行、反映病情缓解或恶化的可靠指标,也是代谢率的指标
正常人体温较恒定,代谢旺盛、感染、创伤、手术后体温多升高,而极重度或临终病人体温反而下降 —— 体温 —— 危重症病人的病情监测

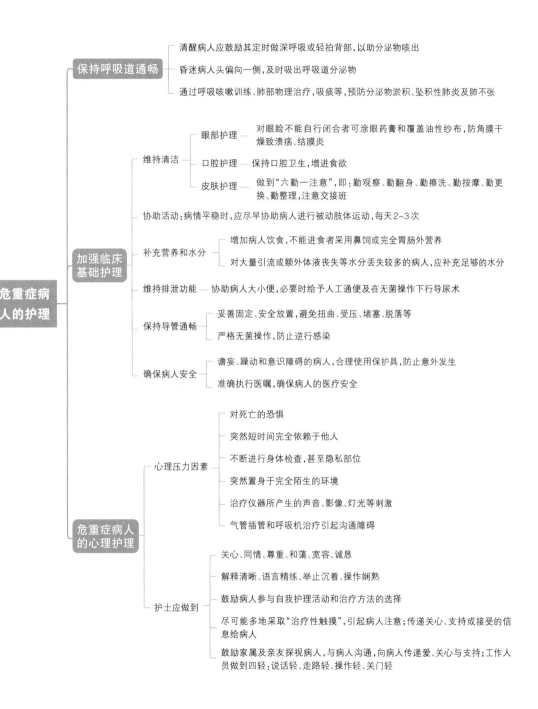

危重症病
人的护理

保持呼吸道通畅
- 清醒病人应鼓励其定时做深呼吸或轻拍背部,以助分泌物咳出
- 昏迷病人头偏向一侧,及时吸出呼吸道分泌物
- 通过呼吸咳嗽训练、肺部物理治疗,吸痰等,预防分泌物淤积、坠积性肺炎及肺不张

加强临床基础护理
- 维持清洁
  - 眼部护理 —— 对眼睑不能自行闭合者可涂眼药膏和覆盖油性纱布,防角膜干燥致溃疡、结膜炎
  - 口腔护理 —— 保持口腔卫生,增进食欲
  - 皮肤护理 —— 做到"六勤一注意",即:勤观察、勤翻身、勤擦洗、勤按摩、勤更换、勤整理,注意交接班
- 协助活动:病情平稳时,应尽早协助病人进行被动肢体运动,每天2~3次
- 补充营养和水分
  - 增加病人饮食,不能进食者采用鼻饲或完全胃肠外营养
  - 对大量引流或额外体液丧失等水分丢失较多的病人,应补充足够的水分
- 维持排泄功能 —— 协助病人大小便,必要时给予人工通便及在无菌操作下行导尿术
- 保持导管通畅
  - 妥善固定、安全放置,避免扭曲、受压、堵塞、脱落等
  - 严格无菌操作,防止逆行感染
- 确保病人安全
  - 谵妄、躁动和意识障碍的病人,合理使用保护具,防止意外发生
  - 准确执行医嘱,确保病人的医疗安全

危重症病人的心理护理
- 心理压力因素
  - 对死亡的恐惧
  - 突然短时间完全依赖于他人
  - 不断进行身体检查,甚至隐私部位
  - 突然置身于完全陌生的环境
  - 治疗仪器所产生的声音、影像、灯光等刺激
  - 气管插管和呼吸机治疗引起沟通障碍
- 护士应做到
  - 关心、同情、尊重、和蔼、宽容、诚恳
  - 解释清晰、语言精练、举止沉着、操作娴熟
  - 鼓励病人参与自我护理活动和治疗方法的选择
  - 尽可能多地采取"治疗性触摸",引起病人注意;传递关心、支持或接受的信息给病人
  - 鼓励家属及亲友探视病人,与病人沟通,向病人传递爱、关心与支持;工作人员做到四轻:说话轻、走路轻、操作轻、关门轻

心肺复苏(CPR):对由于外伤、疾病、中毒、意外低温、淹溺和电击等各种原因,导致呼吸停止、心跳停搏,必须紧急采取重建和促进心脏、呼吸有效功能恢复的一系列措施
基础生命支持技术(BLS):又称为现场急救,是指在事发的现场,对病人实施及时、有效的初步救护,是指专业或非专业人员进行徒手抢救

概述

如雷击、电击、溺水、自缢、窒息等 — **意外事件**

如急性广泛性心肌梗死、急性心肌炎等均可导致室速、室颤、Ⅲ度房室传导阻滞而心脏停搏 — **器质性心脏病**

如脑炎、脑血管意外、脑部外伤等致脑水肿、颅内压增高,严重者可因脑疝发生损害生命中枢致心脏停搏呼吸停止 — **神经系统病变**

如麻醉药剂量过大、给药途径有误、术中气管插管不当、心脏手术或术中出血过多致休克等 — **手术麻醉意外**

严重的高血钾、低血钾均可引起心脏停搏,严重的酸碱中毒可通过血钾改变,最终导致心搏停止 — **水电解质及酸碱平衡紊乱**

如洋地黄类药物中毒、安眠药中毒、化学农药中毒、青霉素过敏等 — **药物中毒或过敏**

呼吸心跳骤停的原因

轻摇或轻拍并大声呼叫,观察是否有反应,如确无反应,说明病人意识丧失 — **突然面如死灰、意识丧失**

颈动脉一般为判断的首选部位,位于气管与胸锁乳突肌之间
其次选股动脉,股动脉位于股三角区,可于腹股沟韧带稍下方触摸有无搏动 — **大动脉搏动消失**
触摸脉搏一般5~10s,确认摸不到颈动脉或股动脉搏动,即可确定心脏骤停

应在保持气道开放的情况下进行判断 — **呼吸停止**
听有无呼气声或用面颊部靠近病人的口鼻部感觉有无气体逸出,观察胸廓有无起伏

循环完全停止后超过1min才会出现,且有些病人可始终无瞳孔散大现象 — **瞳孔散大**

一般以口唇、指甲等循环末梢处最明显 — **皮肤苍白或发绀**

听诊无心音 — **心尖搏动及心音消失**
心电图为室颤或心室停顿,偶尔为无效的心室自主节律(心电-机械分离)

伤口不出血

意识突然丧失和大动脉搏动消失这两项最重要,仅凭这两项即可做出心脏骤停的判断

呼吸心跳骤停的临床表现

通过实施基础生命支持技术,建立病人的循环、呼吸功能
保证重要脏器的血液供应,尽快促进心跳、呼吸功能的恢复

目的

```
操作
├─ 确认现场安全、识别心跳骤停 ── 触摸脉搏一般不少于5s,不多于10s
├─ 启动应急反应系统与复苏 ┬─ 如没有正常呼吸,有脉搏,给予人工呼吸,每5~6s进行1次呼吸,或每分钟10~12次
│                         └─ 没有呼吸无脉搏,启动心肺复苏
├─ 摆放体位 ── 仰卧于硬板床或地上,软床须垫按压板;避免随意移动病人
├─ 解开衣领口、领带、围巾及腰带
├─ 胸外心脏按压术(单人法) ┬─ 按压部位及手法 ── 两乳头连线中点,双手重叠,十指交叉相扣,定位手的5个手指翘起
│                          ├─ 按压方法 ┬─ 双肘关节伸直,有节律的垂直施加压力
│                          │           └─ 每次按压后胸廓回弹,手掌根部不离开胸壁
│                          ├─ 按压深度 ── 成人5~6cm;儿童、婴儿至少胸部前后径的1/3,儿童大约5cm,婴儿大约4cm
│                          └─ 按压频率 ── 每分钟100~120次
├─ 按压有效性判断 ┬─ 能扪及大动脉搏动,血压维持在8kPa(60mmHg)以上
│                 ├─ 口唇、面色、甲床等颜色由发绀转为红润
│                 ├─ 室颤波由细小变为粗大,甚至恢复窦性心律
│                 ├─ 瞳孔随之缩小,有时可有对光反应
│                 └─ 呼吸逐渐恢复;昏迷变浅,出现反射或挣扎
└─ 人工呼吸 ┬─ 开放气道 ── 清除口腔、气道内分泌物或异物,有义齿者应取下
            ├─ 开放气道的方法 ┬─ 仰头提颏法 ── 抢救者一手的小鱼际置于病人前额,用力后压使其头部后仰,另一手食指、中指置于病人的下颌骨下方,将颏部向前上抬起
            │                 ├─ 仰头抬颈法 ┬─ 抢救者一手抬起病人颈部,另一手以小鱼际部位置于病人前额,使其头后仰,颈部上托
            │                 │             └─ 头、颈部损伤病人禁用
            │                 └─ 双下颌上提法 ┬─ 抢救者双手置病人头部两侧,持双手食、中、无名指放在病人下颌角后方,向上或向后抬起下颌
            │                                 └─ 适用于怀疑有颈部损伤的病人
            ├─ 人工呼吸频率 ── 每5~6s进行1次呼吸,按压与人工呼吸的比为30:2
            └─ 人工呼吸的方法 ┬─ 口对口人工呼吸法 ┬─ 抢救者用保持病人头后仰的拇指和示指捏住病人鼻孔
                              │                   ├─ 每次吹气时间不超过2s
                              │                   └─ 有效指征 ── 病人胸部起伏,且呼气时听到或感到有气体逸出
                              ├─ 口对鼻人工呼吸法 ── 用于口腔严重损伤或牙关紧闭的病人
                              └─ 口对口鼻人工呼吸法 ── 适用于婴幼儿

注意事项
├─ 发现无呼吸或不正常(喘息样呼吸)的心脏骤停成人病人,应立即启动紧急救护系统,立即行CPR
├─ 按压部位要准确;按压力要适度;按压深度要准确,并保证每次按压后胸廓回弹;按压姿势要正确
├─ 为避免心脏按压时呕吐物逆流至气管,病人头部应适当放低并略偏向一侧
├─ 单一施救者应先进行30次的胸外心脏按压,然后进行2次人工呼吸
├─ 尽可能减少按压中的停顿,并避免过度通气
└─ 按压频率为100~120次/min;人工呼吸10~12次/min
```

洗胃:是将胃管插入病人胃内,反复注入和吸出一定量的溶液,冲洗并排除胃内容物,减轻或避免吸收中毒的胃灌洗方法 ── **定义**

清除胃内毒物或刺激物,减少毒物吸收,用于急性食物或药物中毒
服毒后4~6h内洗胃最有效 ── **解毒**

幽门梗阻病人饭后常有滞留现象,通过洗胃减轻潴留物对胃黏膜的刺激,减轻胃黏膜水肿、炎症 ── **减轻胃黏膜水肿**

目的

年龄、病情、意识、生命体征、口鼻黏膜有无损伤、目的、方法等 ── **评估病人并解释**

病人、护士、环境准备

操作前准备

根据不同洗胃方法进行用物准备
洗胃溶液一般用量为10000~20000mL
溶液温度调节到25~38℃范围内为宜 ── **用物准备**

洗胃法

毒物种类	常用溶液	禁忌药物
酸性物	镁乳、蛋清水、牛奶	
碱性物	5%醋酸、白醋、蛋清水、牛奶	
氰化物	3%过氧化氢溶液引吐,1:15000~1:20000高锰酸钾洗胃	
敌敌畏	2%~4%碳酸氢钠溶液,1%盐水、1:15000~1:20000高锰酸钾溶液	
1605、1059、4049(乐果)	2%~4%碳酸氢钠溶液	高锰酸钾
敌百虫	1%盐水或清水,1:15000~1:20000高锰酸钾	碱性药物
DDT(灭害灵)666	温开水或生理盐水洗胃,50%硫酸镁导泻	油性药物
酚类	50%硫酸镁导泻,温开水或植物油洗胃至无酚味为止,洗胃后多次服用牛奶、蛋清保护胃黏膜	液体石蜡
河豚、生物碱、毒蕈	1%~3%鞣酸	
苯酚(石炭酸)	1:15000~1:20000高锰酸钾	
巴比妥类(安眠药)	1:15000~1:20000高锰酸钾,硫酸钠导泻	硫酸镁
异烟肼(雷米封)	1:15000~1:20000高锰酸钾,硫酸钠导泻	
灭鼠药		
1.磷化锌	1:15000~1:20000高锰酸钾、0.5%硫酸铜洗胃,0.5~1%硫酸铜溶液每次10mL,每5~10min口服一次,配合用压舌板等刺激舌根引吐	鸡蛋、牛奶、脂肪及其他油类食物
2.抗凝血类(敌鼠钠等)	催吐、温水洗胃、硫酸钠导泻	碳酸氢钠溶液
3.有机氟类(氟乙酰胺等)	0.2~0.5%氯化钙或淡石灰水洗胃,硫酸钠导泻,饮用豆浆、蛋白水、牛奶等	
发芽马铃薯	1%活性炭悬浮液	

常用洗胃溶液

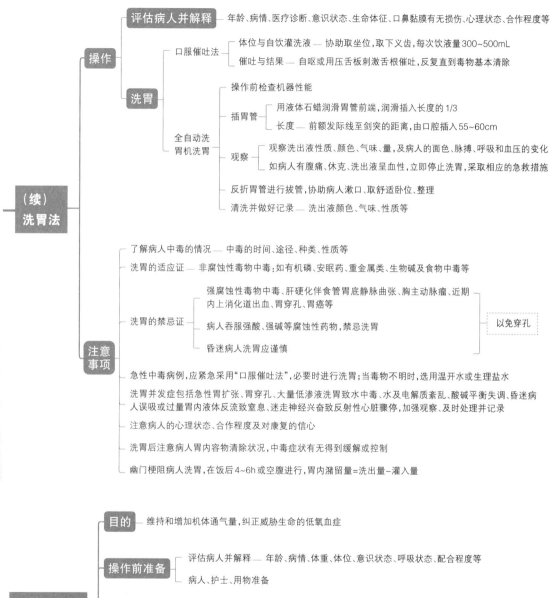

定义 ┤ 人工呼吸器:是进行人工呼吸最有效的方法之一,可通过人工或机械装置产生通气,对无呼吸病人进行强迫通气,对通气障碍的病人进行辅助呼吸,达到增加通气量,改善换气功能,减轻呼吸肌做功的目的

（续）洗胃法

操作
- **评估病人并解释** ── 年龄、病情、医疗诊断、意识状态、生命体征、口鼻黏膜有无损伤、心理状态、合作程度等
- **洗胃**
  - 口服催吐法
    - 体位与自饮灌洗液 ── 协助取坐位,取下义齿,每次饮液量300~500mL
    - 催吐与结果 ── 自呕或用压舌板刺激舌根催吐,反复直到毒物基本清除
  - 全自动洗胃机洗胃
    - 操作前检查机器性能
    - 插胃管
      - 用液体石蜡润滑胃管前端,润滑插入长度的1/3
      - 长度 ── 前额发际线至剑突的距离,由口腔插入55~60cm
    - 观察
      - 观察洗出液性质、颜色、气味、量,及病人的面色、脉搏、呼吸和血压的变化
      - 如病人有腹痛、休克、洗出液呈血性,立即停止洗胃,采取相应的急救措施
    - 反折胃管进行拔管,协助病人漱口、取舒适卧位、整理
    - 清洗并做好记录 ── 洗出液颜色、气味、性质等

注意事项
- 了解病人中毒的情况 ── 中毒的时间、途径、种类、性质等
- 洗胃的适应证 ── 非腐蚀性毒物中毒:如有机磷、安眠药、重金属类、生物碱及食物中毒等
- 洗胃的禁忌证
  - 强腐蚀性毒物中毒、肝硬化伴食管胃底静脉曲张、胸主动脉瘤、近期内上消化道出血、胃穿孔、胃癌等
  - 病人吞服强酸、强碱等腐蚀性药物,禁忌洗胃   ┐
  - 昏迷病人洗胃应谨慎   ┘ 以免穿孔
- 急性中毒病例,应紧急采用"口服催吐法",必要时进行洗胃;当毒物不明时,选用温开水或生理盐水
- 洗胃并发症包括急性胃扩张、胃穿孔、大量低渗液洗胃致水中毒、水及电解质紊乱、酸碱平衡失调、昏迷病人误吸或过量胃内液体反流致窒息、迷走神经兴奋致反射性心脏骤停,加强观察、及时处理并记录
- 注意病人的心理状态、合作程度及对康复的信心
- 洗胃后注意病人胃内容物清除状况,中毒症状有无得到缓解或控制
- 幽门梗阻病人洗胃,在饭后4~6h或空腹进行,胃内潴留量=洗出量−灌入量

人工呼吸器
- **目的** ── 维持和增加机体通气量,纠正威胁生命的低氧血症
- **操作前准备**
  - 评估病人并解释 ── 年龄、病情、体重、体位、意识状态、呼吸状态、配合程度等
  - 病人、护士、用物准备
- **操作步骤**
  - 核对病人、使用简易呼吸器 ── 挤压呼吸囊 ── 有节律,一次挤压可有500mL左右的空气进入肺内,频率10次/min
  - 记录及用物处理
- **注意事项**
  - 介绍呼吸器使用的目的、方法和必要性,解除恐惧、焦虑心理
  - 做好卫生宣教工作,保持室内环境卫生

临终关怀:指社会各层次人员组成的团队向临终病人及家属提供生理、心理和社会等方面的一种全面性的支持和照料

临终关怀学:是一门探讨临终病人生理、心理特征和为临终病人及其家属提供全面照料的以实践规律为研究内容的新兴学科 —— **概念**

生命得到尊重,提高生命质量,使其在临终时无痛苦、安宁、舒适地离世 — 对临终病人

帮助其接受亲人死亡的现实,顺利度过居丧期,缩短悲伤过程 — 对病人家属

以医学人道主义为出发点,以提高人的生命质量为服务宗旨,是现行医疗服务体系的补充 — 对医学

反映人类文化的时代水平,是人类文明进步和发展的重要标志 — 对社会 —— **意义**

英国的桑德斯于1967年创办了"圣克里斯多弗临终关怀院" — 世界

1988年7月,天津医学院成立了中国内地第一个临终关怀研究机构

1988年10月,上海诞生了中国第一家机构型临终关怀医院 — 中国

2006年4月成立的中国生命关怀协会 — 南汇护理院 —— **发展**

包括生理、心理及社会方面的需求 — 病人

家属对临终病人的治疗和护理要求、心理需求及殡丧服务等 — 家属 — 临终病人及家属的需求

包括病人的医疗护理、生活护理、心理护理

核心是控制疼痛及其他主要的不适症状,如恶心、便秘等 — 病人 — 临终病人的全面照护

主要为其提供情感支持 — 家属 — 临终病人家属的照护

帮助临终病人消除对死亡的恐惧

学习"准备死亡、面对死亡、接受死亡" — 病人

帮助家属适应病人病情的变化和死亡,缩短哀伤过程 — 家属 — 死亡教育

逐渐形成"多学科—整体性—姑息照护模式" — 临终关怀模式

研究临终关怀机构所采用的医疗体系,临终医师应遵循的医疗护理原则等 — 其他 —— **研究内容**

理念和组织形式
├─ 理念
│　├─ 以照料为中心
│　│　├─ 针对各种疾病晚期、治疗不再生效、生命即将结束，一般在死亡前3~6个月实施临终关怀
│　│　└─ 以身心照护为主，提供临终前适度的姑息性治疗；治愈为主的治疗转变为对症为主的照料
│　├─ 维护人的尊严和权力
│　│　├─ 实行人道主义，体现生命的价值、生存的意义和尊严
│　│　└─ 尽量满足病人的合理要求，尊重濒死病人的权利
│　├─ 提高临终病人生命质量 —— 不以延长临终病人生存时间为目的，以提高临终阶段生存质量为宗旨
│　├─ 加强死亡教育以使其接纳死亡
│　│　├─ 将死亡视为生命的一部分，正确理解生命的完整与本质
│　│　└─ 教育临终病人把生命的有效价值和生命的高质量统一起来，以健全的身心走完人生旅途
│　└─ 提供全面的整体照护
│　　　├─ 全方位、全程服务，提供24h护理服务
│　　　└─ 包括对病人的生理、心理、社会等方面的关心和照护
└─ 组织形式
　　├─ 独立的临终关怀院 —— 具有医疗、护理设备，专业人员等的临终关怀服务机构
　　├─ 附设临终关怀机构 —— 指隶属于医院、养老院、护理院等机构的临终关怀病区
　　├─ 居家式临终关怀 —— 医护人员根据病人病情定期进行访视，并提供临终照料
　　└─ 癌症病人俱乐部
　　　　├─ 具有临终关怀性质的群众性自发组织
　　　　└─ 其宗旨是促进癌症病人互相关怀、互相帮助，愉快地走完生命的最后旅程

机构的基本服务项目
├─ 姑息性医疗照护 —— 机构必须有一定数量的专业技术人员和设备，有效控制和缓解疼痛、吞咽困难等不适能够为临终病人提供常规的姑息性医疗照护
├─ 临终护理
│　├─ 采用姑息护理、心理护理及社会支持等理论和技术为临终病人及家属提供全面的照护
│　└─ 机构必须拥有经过专门培训的专业护士
├─ 临终心理咨询和辅导 —— 对临终病人和家属提供临终心理咨询和辅导，给予心理支持
└─ 临终关怀社会服务
　　├─ 又称临终社会支持，对临终病人及其家属的社会支持
　　└─ 临终病人去世1年内向家属提供居丧照护

濒死与死亡:临终护理应以死亡学的知识为基础;护理人员应掌握死亡的概念、死亡过程的分期及各分期不同的特征,以更好地在感情上支持、行为上关怀临终病人,为临终病人提供优质的护理服务 —— **概念**

即临终,指病人在已接受治疗性或姑息性治疗后,虽意识清醒,但病情加速恶化,各种迹象显示生命即将终结 —— 濒死

血液循环全部停止及由此导致的呼吸心跳等身体重要生命活动的终止 —— 美国布拉克法律辞典

即个体的生命功能的永久终止 —— 死亡

濒死与死亡的定义

又称全脑死亡,包括大脑、中脑、小脑和脑干的不可逆死亡 —— **脑死亡的概念**

四条标准应排除体温过低和刚服用过巴比妥类药物等中枢神经系统抑制剂的影响

对刺激完全无反应,即使剧痛刺激也不能引出反应 —— 无感受性和反应性

观察1h后撤去人工呼吸机3min仍无自主呼吸 —— 无运动、无呼吸

瞳孔散大、固定,对光反射消失,无吞咽反射,无角膜反射,无咽和跟腱反射 —— 无反射

脑电波平坦

脑死亡的标准

又称临终期,是临床死亡前主要生命器官功能极度衰竭、逐渐趋向停止的时期

表现为意识模糊或丧失,各种反射减弱或逐渐消失、肌张力减退或消失

循环系统功能减退、心跳减弱、血压下降,表现为四肢发绀、皮肤湿冷

呼吸系统功能进行性减退,表现为呼吸微弱,出现潮式呼吸或间断呼吸等

各种迹象表明生命即将终结,是死亡过程的开始阶段

濒死期 —— **死亡过程的分期**

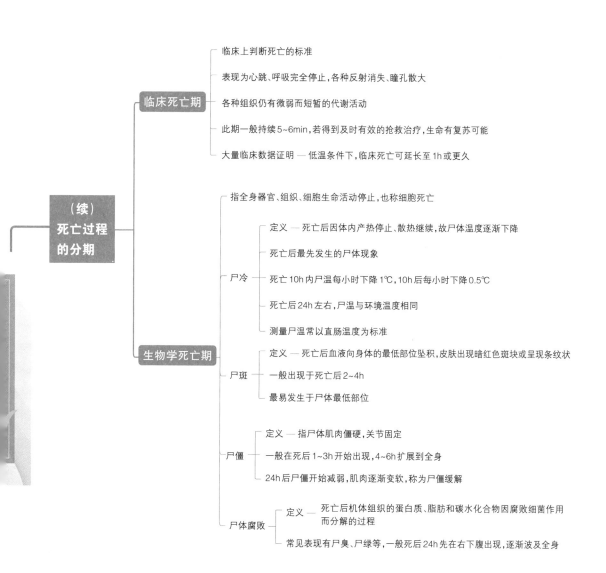

（续）死亡过程的分期

临床死亡期
- 临床上判断死亡的标准
- 表现为心跳、呼吸完全停止,各种反射消失,瞳孔散大
- 各种组织仍有微弱而短暂的代谢活动
- 此期一般持续5~6min,若得到及时有效的抢救治疗,生命有复苏可能
- 大量临床数据证明 —— 低温条件下,临床死亡可延长至1h或更久

生物学死亡期
- 指全身器官、组织、细胞生命活动停止,也称细胞死亡
- 尸冷
  - 定义 —— 死亡后因体内产热停止、散热继续,故尸体温度逐渐下降
  - 死亡后最先发生的尸体现象
  - 死亡10h内尸温每小时下降1℃,10h后每小时下降0.5℃
  - 死亡后24h左右,尸温与环境温度相同
  - 测量尸温常以直肠温度为标准
- 尸斑
  - 定义 —— 死亡后血液向身体的最低部位坠积,皮肤出现暗红色斑块或呈现条纹状
  - 一般出现于死亡后2~4h
  - 最易发生于尸体最低部位
- 尸僵
  - 定义 —— 指尸体肌肉僵硬,关节固定
  - 一般在死后1~3h开始出现,4~6h扩展到全身
  - 24h后尸僵开始减弱,肌肉逐渐变软,称为尸僵缓解
- 尸体腐败
  - 定义 —— 死亡后机体组织的蛋白质、脂肪和碳水化合物因腐败细菌作用而分解的过程
  - 常见表现有尸臭、尸绿等,一般死后24h先在右下腹出现,逐渐波及全身

临终病人及家属的护理:对临终病人及家属应体现出护理的关怀和照顾,用护士的责任心、爱心、耐心、同情心,以尊重生命、尊重病人的尊严及权利为宗旨,了解病人和家属的需求并向其提供帮助和支持 —— **概述**

表现为大小便失禁、吞咽困难、无法维持舒适的功能体位

不能进行躯体活动,呈希氏面容,即面肌消瘦、下颌下垂、眼眶凹陷等 —— 肌肉张力丧失

表现为皮肤苍白、湿冷、大量出汗、体表发凉、四肢发绀、斑点

脉搏弱而快、不规则或测不出,血压下降或测不出,心率出现紊乱 —— 循环功能减退

恶心、呕吐、食欲减退、腹胀、便秘或腹泻、口干、脱水、体重减轻 —— 胃肠道蠕动减弱

呼吸频率不规则、呼吸深度由深变浅,出现鼻翼呼吸、经口呼吸、潮式呼吸等

分泌物无法或无力咳出,出现痰鸣音或鼾声呼吸 —— 呼吸功能减退

眼睑干燥,分泌物增多 —— 视觉逐渐减退,最后视力消失

听觉常是人体最后消失的一个感觉 —— 知觉改变

病变未侵犯中枢神经系统,可始终保持清醒

病变在脑部,很快出现嗜睡、意识模糊、昏睡或昏迷等 —— 意识改变

大部分病人表现为烦躁不安、呼吸变快或变慢、瞳孔散大、大声呻吟、疼痛面容等 —— 疼痛

临终病人的生理评估

保持室内空气新鲜,定时通风换气;采用合适的体位,避免发生误吸

保持呼吸道通畅,拍背协助排痰,雾化吸入

必要时吸氧,纠正缺氧状态 —— 改善呼吸功能

疼痛性质、部位、程度、持续时间及发作规律等 —— 观察

"没有疼痛的离去"是所有临终病人的愿望 —— 稳定情绪、转移注意力

选择药物止痛,可按三阶梯疗法控制疼痛 —— 选择减轻病人疼痛的最有效方法

应用音乐、按摩、放松术、针灸等方法止痛 —— 其他止痛方法 —— 减轻疼痛

帮助其维持良好、舒适的体位

加强皮肤、口腔护理,注意保暖,热水袋水温＜50℃,避免烫伤 —— 促进病人舒适

解释恶心、呕吐的原因,减轻病人焦虑心理,创造良好的就餐环境

提供高蛋白、高热量的流质、半流质饮食,鼓励少量多餐 —— 加强营养,增进食欲

提供舒适的环境,增加其安全感;注意眼部的护理,避免感染

与病人交谈时应语调柔和,语言清晰,或采用非语言交流方式 —— 减轻感知觉改变的影响

观察病人的生命体征、疼痛、瞳孔、意识等

监测心、肺、脑、肝、肾等重要脏器的功能

观察治疗反应与效果 —— 观察病情变化

病人出院后,护理照料应在门诊或患者家里持续进行 —— 做好持续护理

临终病人的身体护理

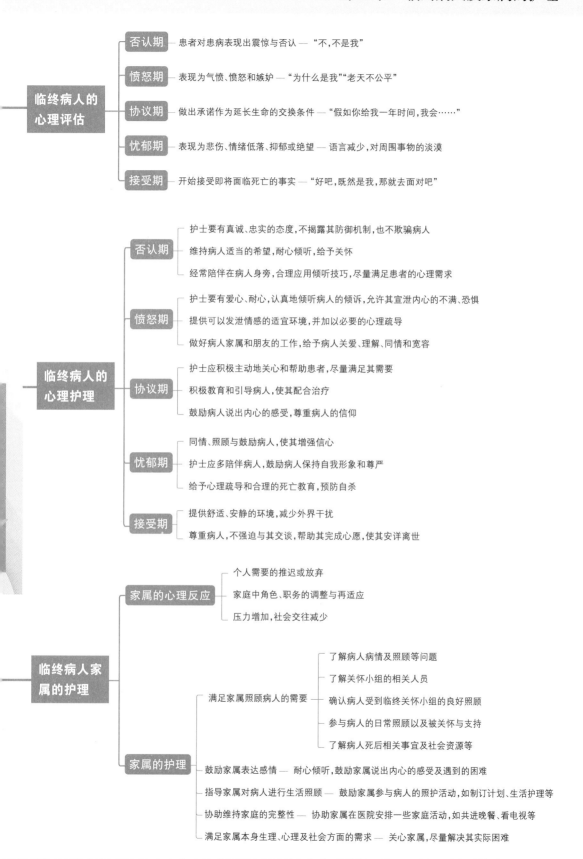

临终病人的心理评估
- 否认期 — 患者对患病表现出震惊与否认 — "不,不是我"
- 愤怒期 — 表现为气愤、愤怒和嫉妒 — "为什么是我""老天不公平"
- 协议期 — 做出承诺作为延长生命的交换条件 — "假如你给我一年时间,我会……"
- 忧郁期 — 表现为悲伤、情绪低落、抑郁或绝望 — 语言减少,对周围事物的淡漠
- 接受期 — 开始接受即将面临死亡的事实 — "好吧,既然是我,那就去面对吧"

临终病人的心理护理
- 否认期
  - 护士要有真诚、忠实的态度,不揭露其防御机制,也不欺骗病人
  - 维持病人适当的希望,耐心倾听,给予关怀
  - 经常陪伴在病人身旁,合理应用倾听技巧,尽量满足患者的心理需求
- 愤怒期
  - 护士要有爱心、耐心,认真地倾听病人的倾诉,允许其宣泄内心的不满、恐惧
  - 提供可以发泄情感的适宜环境,并加以必要的心理疏导
  - 做好病人家属和朋友的工作,给予病人关爱、理解、同情和宽容
- 协议期
  - 护士应积极主动地关心和帮助患者,尽量满足其需要
  - 积极教育和引导病人,使其配合治疗
  - 鼓励病人说出内心的感受,尊重病人的信仰
- 忧郁期
  - 同情、照顾与鼓励病人,使其增强信心
  - 护士应多陪伴病人,鼓励病人保持自我形象和尊严
  - 给予心理疏导和合理的死亡教育,预防自杀
- 接受期
  - 提供舒适、安静的环境,减少外界干扰
  - 尊重病人,不强迫与其交谈,帮助其完成心愿,使其安详离世

临终病人家属的护理
- 家属的心理反应
  - 个人需要的推迟或放弃
  - 家庭中角色、职务的调整与再适应
  - 压力增加,社会交往减少
- 家属的护理
  - 满足家属照顾病人的需要
    - 了解病人病情及照顾等问题
    - 了解关怀小组的相关人员
    - 确认病人受到临终关怀小组的良好照顾
    - 参与病人的日常照顾以及被关怀与支持
    - 了解病人死后相关事宜及社会资源等
  - 鼓励家属表达感情 — 耐心倾听,鼓励家属说出内心的感受及遇到的困难
  - 指导家属对病人进行生活照顾 — 鼓励家属参与病人的照护活动,如制订计划、生活护理等
  - 协助维持家庭的完整性 — 协助家属在医院安排一些家庭活动,如共进晚餐、看电视等
  - 满足家属本身生理、心理及社会方面的需求 — 关心家属,尽量解决其实际困难

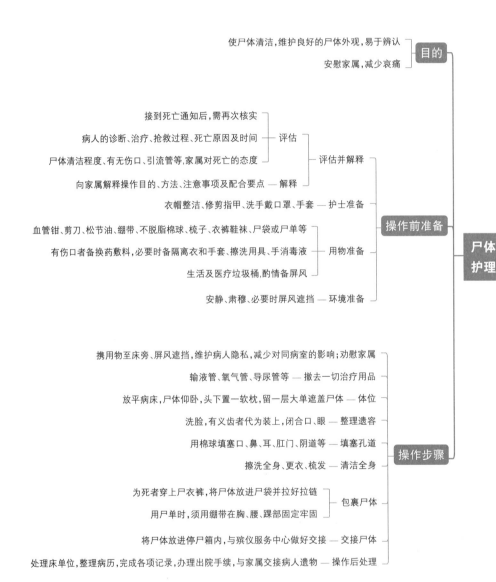

死亡后护理:包括死亡后的尸体护理和死亡后家属的护理;做好尸体护理既是对死者的同情和尊重,也是对家属最大的心理安慰 — 概述

使尸体清洁,维护良好的尸体外观,易于辨认
安慰家属,减少哀痛 — 目的

接到死亡通知后,需再次核实
病人的诊断、治疗、抢救过程、死亡原因及时间 — 评估
尸体清洁程度、有无伤口、引流管等,家属对死亡的态度 — 评估并解释
向家属解释操作目的、方法、注意事项及配合要点 — 解释

衣帽整洁、修剪指甲、洗手戴口罩、手套 — 护士准备
血管钳、剪刀、松节油、绷带、不脱脂棉球、梳子、衣裤鞋袜、尸袋或尸单等 — 用物准备
有伤口者备换药敷料,必要时备隔离衣和手套、擦洗用具、手消毒液
生活及医疗垃圾桶,酌情备屏风
安静、肃穆、必要时屏风遮挡 — 环境准备 — 操作前准备

携用物至床旁、屏风遮挡,维护病人隐私,减少对同病室的影响;劝慰家属
输液管、氧气管、导尿管等 — 撤去一切治疗用品
放平病床,尸体仰卧,头下置一软枕,留一层大单遮盖尸体 — 体位
洗脸,有义齿者代为装上,闭合口、眼 — 整理遗容
用棉球填塞口、鼻、耳、肛门、阴道等 — 填塞孔道
擦洗全身、更衣、梳发 — 清洁全身
为死者穿上尸衣裤,将尸体放进尸袋并拉好拉链 — 包裹尸体
用尸单时,须用绷带在胸、腰、踝部固定牢固
将尸体放进停尸箱内,与殡仪服务中心做好交接 — 交接尸体
处理床单位,整理病历,完成各项记录,办理出院手续,与家属交接病人遗物 — 操作后处理 — 操作步骤

尸体护理

（续）
尸体护理 —— 注意事项
- 必须先由医生开出死亡通知,并得到家属许可后,护士才能进行尸体护理
- 安慰家属时,护士应具有同情心和爱心
- 病人死亡后应及时进行尸体护理,以防尸体僵硬
- 护士应尊重死者,严肃、认真地做好尸体护理工作
- 传染病病人的尸体
  - 应使用消毒液擦洗,并用消毒液浸泡的棉球填塞身体各孔道
  - 尸体用尸单包裹后装入不透水的袋中,并标记传染标识

丧亲者
的护理

- 心理反应
  - 冲击与怀疑期 —— 感觉麻木、否认、拒绝接受死亡事件
  - 逐渐承认期 —— 出现空虚、发怒、自责和哭泣等痛苦表现
  - 恢复常态期 —— 带着悲痛的心情处理后事
  - 克服失落感期 —— 设法克服痛苦的空虚感,常常回忆过去
  - 理想化期 —— 认为逝去的人是完美的,为过去对已故者不好的行为感到自责
  - 恢复期 —— 机体大部分功能恢复,并永远怀念逝者

- 影响丧亲者
  居丧期悲伤
  心理的因素
  - 对死者的依赖程度及亲密度 —— 家属与死者关系越亲密,悲伤程度越重
  - 病人病程的长短 —— 有预期的死亡,悲伤程度较轻;突发的死亡,悲伤程度较重
  - 死者的年龄与家人年龄 —— 年龄越年轻,家属的不舍之情更重
  - 家属的文化水平与性格 —— 一般,文化水平较高的家属能正确地理解和面对死亡
  - 其他支持系统 —— 对调整哀伤期有一定的作用
  - 失去亲人后的生活改变 —— 生活改变越大,越难适应新的生活

- 丧亲者居丧期的护理
  - 做好死者的尸体护理
  - 心理疏导 —— 安慰丧亲者面对现实,鼓励其宣泄感情
  - 尽量满足丧亲者的需要,鼓励丧亲者之间相互安慰
  - 协助解决实际困难,建立新的人际关系
  - 协助培养新的兴趣,鼓励丧亲者参加各种社会活动,访视丧亲者

　　将护理学教材与临床经验紧密结合,化繁为简,提炼出能供广大临床护理工作者和护理学专业学生参考使用的思维导图,是我们全体编委会的一次全新尝试和探索,为此我们既诚惶诚恐,又必须做到科学严谨。丛书从编写到出版,大家克服困难,团结协作,倾力付出,反复打磨,历经数月,凝聚了编委会广大临床护理工作者、护理管理者及护理专家的集体智慧和大量心血。

　　《基础护理学思维导图》编写分工如下。

　　李燕:第一章,第十二章第二节,第十三章;

　　沙琳:第二章第一节、第四节、第五节;

　　陆靖:第二章第二节、第三节;

　　周燕知:第三章第一节、第二节、第三节;

　　谭艳梅:第三章第四节,第十章第一节、第二节;

　　莫绍琴:第四章第一节、第二节,第五章第二节;

　　陈艳:第五章第一节,第七章第三节、第四节;

　　王晓容:第六章第二节,第七章第一节、第二节;

　　罗玲:第六章第一节,第十一章第五节、第六节;

　　程吉英:第八章第一节、第三节;

　　汪克丽:第八章第二节;

　　姚华勤:第九章;

　　李琼:第九章;

　　王艳:第十一章第四节,第十二章第一节;

　　陈维:第十一章第一节、第二节、第三节;

　　高长燕:第十四章;

　　李述宏:第十五章第一节、第二节;

　　杨小芳:第十五章第三节;

　　叶江川:第十六章第一节、第二节;

　　周利萍:第十六章第三节、第四节。

　　再次感谢所有对本书的编写提供热情指导和大力帮助的领导、同仁和社会各界朋友。